五运六气膏滋方经验集

主编　谭智敏　吴　波

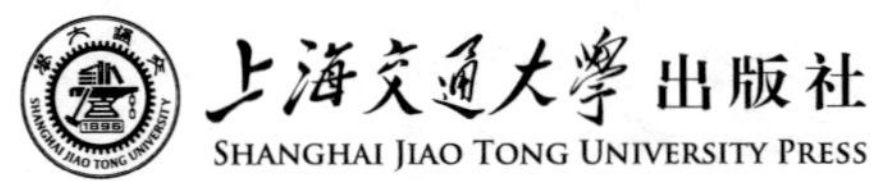

出版社
PRESS

内容提要

本书首先介绍了膏方，其次对五运六气基础知识、五运六气代表流派——龙砂医学流派及三因司天方进行了讲解，然后详细阐述了五运六气膏滋方的理论与临床相关内容，最后选取了应用五运六气膏滋方治疗相关疾病时的验案。本书在分别介绍膏方与五运六气后，将两者结合，对五运六气膏滋方进行详细阐述，最后以验案结尾，可供各级医院中医临床医师、进修医师、实习医师，以及相关专业研究人员阅读。

图书在版编目（CIP）数据

五运六气膏滋方经验集 / 谭智敏，吴波主编.
上海 ： 上海交通大学出版社，2024.7. -- ISBN 978-7-313-27880-7

Ⅰ. R289. 6

中国国家版本馆CIP数据核字第20243Z3A32号

五运六气膏滋方经验集

WUYUNLIUQI GAOZIFANG JINGYANJI

主　　编：谭智敏　吴　波
出版发行：上海交通大学出版社
地　　址：上海市番禺路951号
邮政编码：200030
电　　话：021-64071208
印　　制：广东虎彩云印刷有限公司
经　　销：全国新华书店
开　　本：710mm × 1000mm　1/16
印　　张：11.5
字　　数：202千字
插　　页：2
版　　次：2024年7月第1版
印　　次：2024年7月第1次印刷
书　　号：ISBN 978-7-313-27880-7
定　　价：198.00元

编委会

主　编

谭智敏　吴　波

副主编

郭良清　王欲晓　谭凯跃

孙楠人　孙靖超

编　委（按姓氏笔画排序）

于竺君（山东中医药大学）

王欲晓（山东省淄博市妇幼保健院）

孙楠人（山东中医药大学）

孙靖超（山东中医药大学）

李孟然（山东中医药大学）

吴　波（山东中医药大学附属医院）

陈姣姣（山东中医药大学）

赵子烨（山东中医药大学）

郝慧新（山东中医药大学）

郭良清（山东中医药大学附属医院）

谭凯跃（山东中医药大学）

谭智敏（山东中医药大学）

前言
FOREWORD

膏剂作为中药的一种特殊剂型早已形成，并随着时代的发展，由最初的外用膏剂，逐步发展成外用和内服两种膏剂。其中，内服膏剂是医师根据患者的体质因素、疾病性质，按照君臣佐使原则，选择单味药或多味药配合组成方剂，并将方中的中药多次煎煮，滤汁去渣，加热浓缩，再加入某些辅料，如红糖、冰糖、蜂蜜等收膏，从而制成的一种比较稠厚的半流质或半固体的制剂，又称膏滋。

五运六气将天干和地支结合起来，推测天时、气候与人体健康、疾病的相互关系。五运六气学说是中国古代医家探讨气象运动规律及其对人类生命活动影响的学说。经过历代医家发展，五运六气不仅在病因学方面有预测价值，而且提出了对应疾病的病机，以及相应的治则治法，在病因、气化、病机、治法等方面，突破了《黄帝内经》诸篇的框架和理论，成为了中医学理论宝库中别具特色的一部分。

五运六气膏滋方将膏滋与五运六气结合，运用五运六气理论，审察病机，通过膏滋这一特色方式，对患者进行治疗，以达到除菀陈、疗虚损的目的。编者通过五运六气膏滋方这一特色疗法，对临床常见病进行治疗，获得了良好效果，因此特编写《五运六气膏滋方经验集》一书，旨在总结学术思想，分享临床经验。

本书首先介绍了膏方的概念与发展、分类与应用，并对膏滋方流行地区——江浙地区的膏滋方渊源及应用进行了说明，节选了江浙膏滋方代表之一致和堂龙砂膏滋方医案以供读者深入了解膏滋方的临床应用；其次，对五运六气基础知识、五运六气代表流派——龙砂医学流派及三因司天方进行讲解，使读者从理论和应用两方面理解五运六气相关内容；然后，详细阐述了五运六气膏滋方的理论与临床相关内容；最后，选取了应用五运六气膏滋方治疗相关疾病时的验案。本书逻辑清晰、层层递进、内容翔实，可供各级医院中医临床医师、进修医师、实习医师，以及相关专业研究人员阅读。

本书是对五运六气膏滋方应用经验的总结，而随着临床经验的增加，对五运六气膏滋方的理解也会更加深入。因此，书中难免存在不足之处，恳请广大读者不吝赐教，提出宝贵意见。

谭智敏　吴　波

2024 年 6 月

目录

CONTENTS

第一章

膏方概述

第一节　概念与发展史

一、概念

膏方又名膏剂，属于中医里丸、散、膏、丹、酒、露、汤、锭8种剂型之一。膏方作为中药的一种特殊剂型，自古就已形成，并随着时代的发展，由最初的外用膏方，逐步发展，最后成为现在在市面上所看到的膏方。历代的膏方类型有外用和内服。

外用膏方是中医外治法中常用的药物剂型，有软膏、硬膏。其中，软膏又称为药膏，是指将药物加工为细粉并与恰当的溶质混合制成的具有适当黏稠度的半固体外用制剂。硬膏则是具有黏性而供外贴的制剂，较软膏硬，其由相应药物和适当的基质混合而成，常均匀涂布在棉布或其他裱褙材料上，有时在裱褙材料上穿部分小孔以增大药物与皮肤之间的接触面积。这些材料贴于皮肤后，慢慢渗透在皮肤之上，通过体温的作用逐渐发挥药效，在中医外科疾病中应用较为广泛。

内服膏方则是在汤剂的基础上，根据每个人的不同体质及不同临床表现，在中医基础理论的指导下辨证论治，并确立方药。内服膏方的具体制作方法为将中药材加水多次煎煮，去渣取汁，再经过煎煮、浓缩等过程，最后再加入阿胶或鹿角胶等动物胶质及黄酒、蜂蜜等共同浓煎而成半流体状制剂。内服膏方具有药物浓度较高、口感甘甜、体积较小、便于携带、服用方便、长期服用、一人一方等诸多优点，现多适用于中老年人慢性病的调理和久病、重病后机体虚弱的康复治疗，以及防病保健等，临床运用较为广泛。近代名医秦伯未在《膏方大全》中指出："膏方者，盖煎熬药汁成脂液，而所以营养五脏六腑之枯燥虚弱者也，故俗亦称膏滋药。"这段话高度概括了膏方的特点，阐明了膏方的本质所在。中医膏方现广泛应用于内、外、妇、儿各科疾病，以及重病、久病、体虚羸弱的人群中，其中有许多为大家所熟知，并享有较高声誉的著名膏方，如十全大补膏、琼玉膏、三才固本膏等成方膏方。膏方大多具有补虚扶弱、防病治病、延年益寿等功效，是防病治病、强身保健的一种常用剂型。近年来，迅速发展的个体膏方更是成为人们防病治病的重要内容之一，广受各界人士的欢迎，为人类的健康发挥着重要的作用，是中医学的重要组成部分，是中医药的瑰宝。

二、发展史

(一)秦代及其前期

膏方的运用最早起源于外用膏方，用膏外敷以防皲裂、祛疾病的历史可谓相当悠久，最早可追溯至先秦古籍《山海经》，其中就记载有一种羊脂类药物用于涂擦皮肤防治皲裂，可以说是目前最早关于外用膏方的记载。当时膏方的构成仅仅是单用动物的脂肪外敷或者外擦，后来逐渐发展为可外贴的油脂膏。相关现代研究表明，羊脂具有滋润、温煦等作用，涂于皮肤上能形成封闭性油膜，这层油膜能促进皮肤的水合作用，对皮肤起一定的保护和软化作用。该书中用羊脂涂擦皮肤防皲裂的操作为后世膏方奠定了正确的发展基础。

从现有相关医书记载来看，制膏外用可追溯到我国现存最早的古医学方书——长沙马王堆西汉古墓出土的 4 部医书，分别为《五十二病方》《养生方》《杂疗方》和《胎产书》。其中《五十二病方》抄写年代在秦汉之际，成书年代大约为战国时代。据专家考证，书中记载的医学理论和治病方药中，就有关于膏方的应用记载，所治疾病多为外伤，其特点为单纯用动物脂肪或以动物脂肪加热以提取药物外敷。可见，在《黄帝内经》之前就有相关医家用动物油脂制成膏剂，涂在皮肤上用以治疗各种疾病。《五十二病方》中，所取用的调膏油脂类已有羊脂、牛脂、猪脂、蛇脂及豹脂等多种动物油脂，还有"以清煮胶"的制作方式。"以清煮胶"是一种让水分蒸发而使药汁浓缩、变稠的炮制方法，可以说是现代膏方制作的雏形。但是，当时主要是将药与油脂调和成膏剂，并以外用为主，尚未见到含药的脂肪膏内服的相关记载。约成书于战国时期的《黄帝内经》，共保存方剂 13 首，其中就包括 2 个膏方，即《灵枢・痈疽》中提到的豕膏和《灵枢・经筋》中的马膏，其余未见有关内服膏方的记载。

《神农本草经》提出中药加工要根据药物的性质来选择合适的剂型，“药有宜丸者，宜散者，宜水煮者，宜酒渍者，宜膏煎者，亦有一物兼宜者，亦有不可入汤酒者，并随药性，不得违越”。这一记载，一方面体现了早在2 000年前古人已对中药剂型有相关探讨，另一方面也表现出了古人对一些药物应用特定剂型的相关研究经验，如消石“炼之如膏”，雷丸“作膏摩小儿百病”等。该书不仅记载了相关药物炮制加工方法，同时也说明了不同药物分别采用不同的剂型能更有效地发挥其治疗作用，为现今中医药从业者采用多种剂型组方成药提供了很有价值的参考。书中还记载有阿胶、白胶等胶类的制作方法，这些记载为后世膏方的制作奠定了一定的理论基础。

(二)汉代

约成书于东汉初期的《武威汉代医简》大概是目前为止最早出现以膏药命名制剂的古医籍，也是迄今所发现的汉代比较丰富而完整的医药著作，其中有关于膏方的相对完整的组成及服用方法的记载。该书记载内容除有内外科疗法、针灸穴位、刺疗禁忌外，还记述了药物及其炮制、剂型、用药方法等。该医简具有以下特点：①所载膏方较之前的膏方有更完整的药物组成，有的方剂由四味药组成，有的方剂多至七味。②所记载的关于药物的制备方法与之前不同。③有醋泡、猪油炸等制备方法，使药物的有效成分更易析出，药效更佳。④在使用方法方面，该医简也较前改善，既可外敷，又可供内服。⑤治疗疾病范围扩大，包括逆气、喉痹、齿恿、昏衄、疮痈等由“恶气”所致的疾病。该医简中的膏方奠定了后世外摩膏方制作方法的基础，它较《黄帝内经》和《五十二病方》中关于膏方的论述更为详细。

目前来看，内服膏方萌芽于东汉末年。在东汉医家张仲景所著的《伤寒杂病论》中，记载了丸剂、散剂、膏剂、汤剂、酒剂、浸膏剂、糖浆剂、合化剂、洗剂等十余种剂型。在《金匮要略》一书记载的大乌头煎、猪膏发煎中可见到有关内服膏方的描述，上述方剂分别用于治疗寒疝腹痛和黄疸。从原文可以看出，这种水煎药物，再去药渣继续浓缩药液，然后入蜜，再煎煮蒸发水分的膏方处理方法，在制剂上已具有现代膏方加工工艺的雏形，这种膏方加工方法为后世膏方的制作提供了基础。《金匮要略·肺痿肺痈咳嗽上气病脉证并治》中的皂荚丸，后人有“饮以枣膏，安其正也”，是将大枣制成枣膏供内服，以防皂荚刺激脾胃进而损伤人体正气。

纵观汉代之膏方，总以外敷膏方为多，内服膏(煎)方处于雏形时期，尚未得到广泛应用。

(三)魏晋南北朝时期

到了晋代,膏方的运用由外敷皮肤为主的外治法逐步发展,逐渐形成既可外用以摩患处,又可内服以治疗内科疾病的内外并用之治法。晋代医家葛洪的《肘后备急方》中的诸多膏方制剂有用苦酒与猪油做溶剂的特点,既可外用以摩病处,又可内服。《肘后备急方·治百病备急丸散膏诸要方》所记载的方剂共收载了 10 首左右膏方,其中的裴氏五毒神膏、华佗虎骨膏、陈元膏等既可外用也可内服,其主治均以“疗百病”“疗中恶暴百病”为主,观其药物组成多用细辛、附子、巴豆、乌头等峻猛攻邪之品,还包括雄黄、朱砂等矿物类药,这也反映出该时期的服石之风。从上述膏方的大致组成可以看出,上述这些膏方的作用主要还是以祛邪为主,并无明显补虚调理之用。

到了南北朝时期,陈延之《小品方》中所载的单地黄煎则是一首具有补虚作用的膏剂,同时也是目前为止发现最早的具有滋补作用的膏方。本方为“主补虚除热,散乳石痈疽疮疖等热方”,具有较好的滋补作用,本方的出现也是创滋补类膏方之先河。龚庆宣所注的《刘涓子鬼遗方》是我国现存最早的关于外科学的专著,全书共载膏方 80 首左右,有油脂类软膏、非油脂类软膏、硬膏剂,所载软膏数众多,对中药膏方的发展有一定的促进作用。本书所记载的制备工艺、质控标准等,都为现代中医药临床所沿用。此书的膏方仍以外敷为主,内服的相关记载较少。其中所用基质大致分为 3 种,其一为动物油脂,如猪脂、羊脂等;其二为非脂类基质,如用苦酒、猪胆、鸡子白、白蜜等;其三为树脂类。

随着时代的发展,膏方也随之发展。约成书于公元 500 年的陶弘景所编著的《本草经集注》中对膏方的制作进行了更为详尽的描述,提出了根据病情需要来确定剂型和给药途径的相关理论,该书指出“疾有宜服丸者,宜服散者,宜服汤者,宜服酒者,宜服膏煎者,亦兼参用,察病之源,以为其制耳”,同时还记载了汤、丸、散、膏、药酒的常规制作方法。原文较详细地阐述了制膏的几大要点:①膏方中的药物要先经过醋或酒浸泡后使用,浸泡时间大约为 1 日。②有些药物要研面,有的药物要最后加入。③煮药时用文火慢煮,这有利于药物中的有效成分充分析出。④煮药的过程中不可将药物炸枯焦,要掌握煎煮的火候。⑤药物有效成分的析出及最后的赋形主要成分为动物脂肪。从该书可以看出,至少在此时期,相关医家已经开始将不适合用高温油炸的药物,研末粉碎再加入膏方中。部分膏方可将制膏的药渣用来外敷患处,以尽药力。陶弘景所记载的膏方制作方法及技术要领,在今天仍然有部分被沿用。

以上论述为现代的制膏工艺奠定了扎实的基础,对今天的膏方制作具有一定的临床指导意义。至此，膏方的运用已由患处外敷，逐步发展到外敷和内服并用以治疗疾病的过渡阶段。

（四）唐代

经过几百年的发展与沉淀，膏方从被《黄帝内经》及《伤寒杂病论》等提及的萌芽阶段，来到了当时的大唐盛世，中医药有了长足的发展，其代表作是孙思邈所撰写的《备急千金要方》和《千金翼方》。

在《备急千金要方》里，孙思邈以《黄帝内经》为理论基础，以五脏及其相表里的脏器为纲，全面记载了人体由内到外各种疾病的治疗方案，与较早期的仅以治疗外伤为主的膏方相比较，此时代的膏方又有了较明显的进步，其记载的治疗处方，也由张仲景的200多首发展到5 000多首。除此之外，在治疗的剂型方面，也是非常丰富多彩的，较前代方书有了长足进步。医家们逐渐将外敷与内服的膏方区分开来，将以外敷为主要治疗方式之剂型多称为膏，以内服为主要治疗方式之剂型称为煎。如《备急千金要方》中的苏子煎、杏仁煎、枸杞煎等，诸多煎剂除用于治疗疾病之外，也有部分用于预防疾病，开后世补虚、防病、养生疗法之先河。《备急千金要方》中膏方的制剂工艺采用水煎去渣、取汁并浓缩的方法，其中关于膏、煎的制作方法记载较为明确，其制作工艺与现代大体相同，配料中有蜜、糖、动物油脂等赋形剂的具有补益作用的膏方有50首左右。赋形剂来源于动物的膏方包括以猪脂为赋形剂的灭瘢膏方、地黄小煎、丹参膏等；以羊脂、牛髓为赋形剂的陆抗膏；以羊髓为赋形剂的神明青膏。本书膏方主要治疗的病证是外科疾病和风湿痹痛，以及由外感引起的肌肉强直、疼痛等证。除此之外，该书还详细描述了析出药物的方法。外用膏方要对药物进行提取、加工等处理，以方便药物外治使用。在本书中，用苦酒或醋先浸泡来帮助析出药物的做法占半数以上，已经成为主流炼制方法，仅用猪脂、羊脂析出药物的做法较少，将药物粉碎直接入药者更少。需要特别指出的是，乌麻油熬药者需用黄蜡来收膏。

《外台秘要》对膏方的制作工艺又有进一步描述。《外台秘要·卷第二十四》中相关原文如下："又疗发背及一切毒肿方。生麻油（六合）、黄丹（二大两半）、生栗子（四十九枚，取大小中者，熬焦，去皮碎，绢筛）、地胆（两钱，捣碎，筛）。右四味，和于铜器中盛，用炭火重汤煎候沫溢出，与器口欲平，取小麦一合，分二人嚼取筋，急纳药中搅，使与相和，膏擎下，安铜器冷水中，成膏讫，以故帛涂膏贴所苦处，晨夕换膏。"本方用黄丹收膏，并且将熬好的膏方放入水中，然后摊涂在布帛上贴于患处。本书赋形剂有猪脂或在猪脂里再加入松脂和蜡，有羊脂与蜡、松脂，有黄丹与蜡，还有药物研末以米醋或地黄汁和之。从上述总结可以看出，以动物油脂为赋形剂或再加入蜡、松脂者占绝大多数,以黄丹收膏的制作工艺也开始出现。该书记载了将膏方涂敷于纸上或布上贴患处的方法,并逐渐开始盛行。然而,当时尚未出现以穴位作为摩敷点的相关记载。

此外,唐代朝廷重视中医药的发展,并积极组织医家编写医学用书,这也使得中医膏方的加工和应用得到进一步发展。此时膏方也开始由治疗疾病向滋补强身、防病治病、延年益寿的方向延伸,并大多以某煎来为膏方冠名。唐代的官修本草如《新修本草》及《备急千金要方》等书中关于滋补膏方的记载也不少见,如杏仁煎、地黄煎、枸杞煎即为当时所流行的滋补强身、防病延年一类的膏方。在王焘的《外台秘要》中的鹿角胶煎、蒜煎方等,也均被用作滋补强壮类膏方。上述诸方与现代滋补类的膏方在一定程度上有类似之处。《外台秘要》所载的"古今诸家煎方六首"包括《广济方》的阿魏煎、鹿角胶煎、蒜煎方、地黄煎,《小品方》中的单地黄煎,《近效方》的地黄煎,均是具有较为明显滋补强壮作用的膏方。上述均表明早在唐代,膏方已开始应用于滋补强身,并在当代较为盛行。

此时的膏方不仅可供外用,也有内服制剂,并且较之前来看内服制剂在数量上更胜一筹。这段时期,大多医家把外敷药膏称为膏,而将内服膏剂称为煎。此后,煎和膏的区分日渐明显。

(五)宋金元时期

宋代是我国医药科技发展的重要阶段,此期官方对中医药十分重视,修撰了多部综合性本草学、方剂学著作,收录了多首膏方及其服用方法,明代《普济方》中收载的多首膏方均出自《太平圣惠方》《圣济总录》。宋代还设立了药局、熟药所,负责监制、销售成药,既方便了民众医治疾病,又促进了成药包括膏方的普及。

北宋第一部官修方书《太平圣惠方》较能反映宋以前及宋代早期的医学水平。书中记载了大量散、丸等剂型的中药,所载膏方虽不及散、丸剂型处方多,但较秦汉时期数量上已有大幅增长。而且,书中将外用膏方与内服膏方分列不同章节进行论述。此期膏方的主治病症有实证,也有虚实夹杂证。如治实证肺脏气实、心胸烦壅的泻肺大黄煎,亦有用于虚实并见的肺虚喘急、下焦虚伤的阿胶膏方。本书已有主要用于补益养生的膏方,如黄精膏、神仙茯苓膏、枸杞子煎等。此时医学的发展趋于专科化,《太平圣惠方》中对妇科膏方也有载述,如书中记载了治疗妇人积年血气癥块结痛的大黄煎方,治疗滑胎易产的丹参膏方,治疗产后恶血腹痛的红蓝花煎方等。从膏方的药物组成来看,不仅有四五味药物的小方,还开始出现了由十余味、二十余味中药组成的大方,其处方药物的增多说明膏方的主治证候已日趋复杂。

从制作方法看，宋代膏方的制作方法不尽相同，但多数采用一部分药物煎汁，一部分药物研末调入，并有先煎、后下、兑入等不同处理，与唐代相比，在药物炮制方法及分类上更为细致。药物经“三上三下”久煎后，再加入白蜜、醋等收膏，其中药物经醋浸煎取者仍颇多。如《太平惠民和剂局方》中的龙脑天麻煎“治一切风及瘫缓风”，其制作仍以细末入煎，用白蜜收膏。《太平圣惠方》“论合和”中有关于膏方制作的记载：“凡合膏药，初以酒或醋渍令淹浃，不用多汁，密覆勿泄，从今旦至明旦，亦有止一宿者，微火煎之，令三上三下，以泄其热势，令药味得出。上之使匝匝沸，乃下之，使沸静良久乃止。宁欲小小生。”

至金元时期，膏方补益强身之用更是得到了充分重视与发挥。元代编撰的《饮膳正要》一书体现尤为突出，其中记载了中药进补：“于本草内选无毒无相反、可久食补益药味，与饮食相宜，调和五味及每日所造珍品，御膳必须精制。”此书还收录了多种膏方，如荔枝膏、牛髓膏子、羊蜜膏等。这些膏方亦食亦药，强身抗衰，拓展了膏方的使用范围。《瑞竹堂经验方》记有补精膏“常服壮元阳，益精气，助胃润肺”。《兰室秘藏》载圆明膏治疗眼科常见病虚劳内障。

此外，此时期膏方、丸剂有混称者，如《太平惠民和剂局方》所载治虚寒久嗽的人参款花膏，以诸药为细末，炼蜜为丸，因此此方其实是丸剂。这可能与这膏、丸剂型在制作方法上相似，与均入蜜以赋形这一步骤有关。

(六)明清时期

迨至明清时期，传统中医学理论已臻于完善，具备较完整的体系，膏方发展也进入了成熟时期，此期膏滋、膏成为膏方的专用名称，而煎则仅指汤剂。

明清时期，随着药物进入商品流通，对其性能、产地、炮制、功效、真伪鉴别等方面的研究也更为深入，本草学取得了前所未有的成就，此期不仅承续了前朝单方膏方的传统，而且单方膏方或小复方膏方的数目也有所增加，如在《本草纲目》中就记载了益母草膏、白术膏、参术膏等。

明代对既往及当代方剂学、本草学进行了大规模的发掘、整理工作，较为全面地继承了前人的成果，同时亦有不少创新。此时，膏方数量激增，品种也更加丰富。如我国现存最大的方书《普济方》记载的膏方有70余首，涉及内科、外科、妇产科、儿科等。

由于医学知识的普及，明代医家及儒士都十分重视养生保健，当时著名的医药学家，如李时珍、张景岳、赵献可、李梃等十分重视膏方对慢性病的调理及在强身延年方面的作用。膏方的作用呈现由却病疗疾向防病补虚方向发展的趋势，补虚延年的膏方层见叠出，张景岳提出“阳常有余，阴常不足”，凡虚在阳分而气不化精者，宜参术膏；若虚在阴分而精不化气者，莫妙于两仪膏。明末《证治准绳》中载有“虚劳之疾，百脉空虚，非粘腻之物填之，不能实也；精血枯涸，非滋湿之物濡之，不能润也。宜用人参、黄芪、地黄、天麦门冬、枸杞子、五味子之属，各煎膏。另用青蒿以童便熬膏，及生地汁、白莲藕汁、人乳汁、薄荷汁，隔汤炼过，酌定多少，并糜角胶、霞天膏，合和成剂，每用数匙，汤化服之。”《韩氏医通》记载用牛肉为原料制成霞天膏，用治虚劳羸瘦、中风偏瘦、脾虚痞积等疾。《本草蒙筌》为明代前中期本草著作，书中记载：“膏：熬成稠膏也。药分两须多，水煎熬宜久。渣滓复煎数次，绞聚浓汁，以熬成尔。去久病用之，取其如饴，力大滋补胶固，故曰：膏者，胶也。”其中提到膏方的功用为“去久病用之”，这提示其时膏方调治慢性病的功效已得到承认，而且药量大、久煎浓缩成膏的制作方法已与今之膏方组成与制作方法十分接近。书中还进一步论及：“可服之膏，或水、或酒随熬，滓犹酒煮饮之。可摩之膏、或油、或醋随熬，滓宜捣敷患处。此盖兼尽药力也。”说明至明代中期，内服膏方及外用膏方在制作方法、服用方法上已有明确区分。

膏方发展至明清时期，已成为临床治疗疾病的常用手段，并广泛应用于临床内、外、妇、儿、骨伤等各科。其中许多膏方沿用至今，如《本草纲目》中的益母草膏，现已经过各种现代化手段加工制成加味益母草膏，具有养血调经的功效。上至宫廷，下至民间，除了用于治疗疾病以外，用膏方滋补养生之风也较为盛行。《清太医院配方》《慈禧光绪医方选议》《医宗金鉴》等书对于膏方的记载较为全面。

膏方在清代朝廷中运用之广、数量之多，可从《慈禧光绪医方选议》一书中窥见一斑。此书共收各种内服膏方有 30 余首，其中收录了许多著名的抗衰滋补膏方，有用于保健抗衰老的菊花延龄膏、用于治眼病的明目延龄膏、用于补益的扶元和中膏与扶元益阴膏、用于治脾胃病的理脾调中化湿膏及加减健脾阳和膏、用于治疗肝病的清热养肝和络膏等攻补兼施的综合调理类膏方。此时，用膏方的时间也不仅仅局限于冬季，也有用膏方在其他季节防病保健的相关记载。

清代叶天士载有不少膏方医案，如《临证指南医案・虚劳》中记载：“温(三二)阴虚督损，六味加麋角胶、秋石、川石斛膏……曹(十三)肌肉苍赤，脉小数疾，童真阴未充长，囊下肛前，已有漏卮。阳独升降，巅窍如蒙，常与壮水制火，犹虑变幻损怯。生六味去萸肉，加生白芍、黄柏、知母、人中白蜜丸……沈，脉细涩，入尺泽，下元精亏，龙旺火炽，是口齿龈肿，皆下焦之虚阳上越。引火归窟，未尝不通，只以形瘦液少，虑其劫阴，致有疡痈起患，当预虑也。虎潜去广归、锁阳，加山药、苁蓉、青盐，羊肉胶丸。”《叶氏医案存真》中有“治精血五液衰夺，阳化内风”之证，治“咳甚呕血，吐食”，均为用膏方来治疗调理的医案。

晚清的《张聿青医案》中列有膏方专卷，共举医案 27 例，反映了当时膏方的盛行和为医家所注重。张聿青撰有《膏方》一书，该书较全面地反映了当时医家运用膏方的临床经验。此时膏方用药常为 20～30 味，有的膏方用药量甚至更多，在收膏时常根据四诊合参、辨证施治对应选加阿胶、鹿角胶、龟甲胶、鳖甲胶等以加强补益阴精的作用。张聿青的观点对后世医家运用膏方治疗相关疾病有着较为深远的影响。《张聿青医案》中可见关于膏方的记载，其用药讲究，配伍周密，注重炮制指导临床操作，更重要的是张聿青的膏方应用强调辨证而施，因人、因时、因地制宜，用药也不拘泥于补益之品。

同时期，吴尚先著有《理瀹骈文》一书，该书是当时颇有代表性的膏方专著。书中对膏方的治病机制、应用方法、制备工艺均进行了详细的论述和较完整的总结，指出“膏方取法，不外于汤丸。凡汤丸之有效者皆可熬膏”“外治之理，即内治之理；外治之药，亦即内治之药，所异者法耳”。虽言外用之理，然而也告诉我们外治内治均为治疗的重要手段之一。吴尚先将膏方运用的内、外二法融会贯通，起到相辅相成的作用，指导临床实践。他在《理瀹骈文》一书中说：“今人但知痞癖用膏，风痹用膏，不知一切脏腑之病皆可用膏。余阅历十年，施送数万人，深知其效，故不惜为后人告也。”从文中可以看出其膏方造诣之深重非常人可及也。

此时期的内、外所用膏方日益丰富多彩，外用膏方多应用于中医外科，以治疗骨伤、皮肤疮疡等疾病为主，但亦有传承清代吴尚先医家的治病思想——内病外治，用膏外敷以治疗支气管哮喘（简称哮喘）、腹水、肿瘤、痹证等各种内科疾病。内服膏方更是受到众人的追捧，不但用于单纯滋补养生，而且是治病疗疾的有效方法。

（七）近现代时期

近代以来，一些中华老字号药店如杭州胡庆余堂、上海雷允上等均有自制成方膏滋药，如庆余大补膏、人参养心膏、洞天长春膏等，临床应用较广泛。著名医学家秦伯未在运用膏方上卓有成效，并著有《膏方大全》《谦斋膏方案》。蒲辅周老中医在调理慢性病时，喜用膏、丸，临床治验甚多。近代名家丁甘仁亦擅长以膏方施治，颇具影响。但由于国家战乱频仍、财匮力尽、民不聊生，膏方治疗在民众中难以普及，使膏方的发展受到了一定局限。

中华人民共和国成立以来，随着人民生活水平的提高，对健康日益关注，江浙地区越来越多的人选择冬令时节服用膏方进行养生保健及调治疾病。目前除了购买市售的成方膏方外，更多民众倾向于选择有经验的临床医师，根据自身的具体情况，在中医辨证论治指导下，开具更有针对性的膏方处方。

在现代，膏方除了用于调治慢性病、延年益寿外，也广泛运用于未病先防、强身健体、美容养颜等方面。现代膏方有以下特点：处方药味较多，常由20～30味中药组成；赋形剂多为动物胶类药，如龟甲胶、阿胶等；制作方法较固定，已形成了加工规范。

与此同时，中医药工作者对膏方源流、理论基础开展了一系列文献研究，并结合现代医学理论作用机制开展了初步的临床研究和基础研究。中医药工作者提出了膏方学的概念，这意味着膏方已由一种临床治疗手段发展成为具有理论体系支撑的一门中医学专门学科。近年来，研究膏方学的专著也逐渐增多，它们推进了膏方学理论研究和膏方专科治疗的发展，并促进了膏方的传播。

由于近年来临床膏方的定制量大幅上升，对其进行规范以保证质量已成为当务之急。为了提高疗效，国家中医药管理局很重视膏方的培训及传播工作，在南京、开封、北京、沧州等地组织了膏方高级培训班培训膏方知识，并制订膏方加工管理办法，对膏方的制作设备、工艺流程、质量检测等诸方面进行了规范，以确保膏方的质量。全国多数医院也开展了此项工作。

现代社会，人们越来越重视维护身体健康、预防疾病。近年来，膏方节、养生文化节、膏方高级培训班在上海、南京、山东、河南、河北等地陆续推出，让当地群众对膏方有了更深入的了解，膏方的需求量也逐年上升，形成由江浙地区向全国辐射的趋势。膏方更成为养生文化中一颗璀璨的明珠，走进百姓生活，其必将在人类健康事业中发挥更为重要的作用。

第二节　分类与应用

一、外用古代膏方

（一）生发膏

来源：《备急千金要方》。

组成：草乌30 g、莽草20 g、石楠20 g、细辛20 g、续断20 g、皂角20 g、白术20 g、辛夷20 g、防风20 g、白芷20 g、竹叶12 g、松叶12 g、侧柏叶12 g、

猪脂 800 mL。

制作方法:上药除猪脂外,共研为极细末。猪脂微火加温溶化,入药末调匀即离火,待冷膏成。

功效:祛风止痒。

主治:治头风痒、白屑。

使用方法:取此涂抹头发,每日 1～2 次。

注意事项:不得内服,注意避免入眼中。本方以头部瘙痒、白屑多、污垢油脂多,重则头发稀疏脱、落为辨证要点,临床用于脂溢性脱发、脂溢性皮炎的治疗。本方中猪脂,仅为配制膏剂时的赋形剂,但白屑风症本身油污较多,故在临床上往往将其减去,代之以石蜡。

(二)细辛膏

来源:《备急千金要方》。

组成:细辛 18 g、川椒 18 g、干姜 18 g、川芎 18 g、吴茱萸 18 g、附子 18 g、桂心 24 g、皂角屑 12 g、猪膏 200 mL、食醋 200 mL。

制作方法:上药除猪膏、食醋外,共研为细末,以食醋浸渍药末 24 小时后过滤,药渣入猪膏煎熬,待欲枯即离火去渣,加入以前药醋及油,加温融合备用。

功效:通鼻祛寒。

主治:鼻鼽、鼻塞不通、鼻痒、常流清涕并打喷嚏。

使用方法:用时以棉花蘸油膏少许涂鼻内,每日 2～3 次。

注意事项:对流清涕、鼻塞、打喷嚏属寒者有效。

(三)曲膏

来源:《备急千金要方》。

组成:大黄 30 g、黄芩 30 g、莽草 30 g、巴豆 30 g、葛根 30 g、牡丹皮 30 g、闹羊花 30 g、芫花 30 g、蜀椒 30 g、皂角 30 g、藜芦 30 g、附子 30 g、白芷 160 g、醋 500 mL、猪脂 480 g。

制作方法:除白芷、猪脂、醋外,余药共研为细末,用醋浸药末 12 小时,入猪脂、白芷,文火煎至白芷色黄,去渣,入瓷器内备用。

功效:祛风散寒,除湿止痛。

主治:风湿痹痛、四肢软弱。

使用方法:外涂患处,每日 3 次。

注意事项:本方有毒,严禁内服。外用时间不宜过长,孕妇禁用。

(四)贴顶膏

来源:《外台秘要》。

组成:蓖麻(去皮)、杏仁、石盐、川芎、松脂、防风等量。

制作方法:上药等份,先捣石盐、川芎、松脂、防风为末,另捣蓖麻、杏仁,以蜡纸裹。

功效:祛风开窍。

主治:头风闷乱、鼻塞、头晕眼暗。

使用方法:有病先灸百会3壮,去发将膏贴灸处,3日一换。

注意事项:不可内服。

(五)延年牡丹膏

来源:《外台秘要》。

组成:牡丹皮1.8 g、当归1.8 g、川芎1.8 g、防风1.8 g、升麻1.8 g、防己1.8 g、芒硝1.8 g、白芍0.9 g、细辛0.9 g、甘蓝0.9 g、水牛角屑0.9 g、漏芦0.9 g、蒴藋0.9 g、零陵香0.9 g、栀子仁0.9 g、杏仁0.9 g、黄芩0.9 g、大黄0.9 g、青木香0.9 g、竹沥60 mL、醍醐100 mL。

制作方法:上药除白芍、竹沥、醍醐外,共研为细末,以竹沥浸药末及白芍12小时,入醍醐内,置火上煎,待白芍色黄,膏成去渣。

功效:祛风除湿,清热活血,行气通络。

主治:项强头痛、风疹瘙痒、风肿。

使用方法:外摩患处,每日2次。

注意事项:忌风。

(六)附子膏

来源:《太平圣惠方》。

组成:附子60 g、吴茱萸30 g、川椒30 g、白芷60 g、前胡30 g、川芎30 g、白术30 g、肉桂30 g、当归60 g、细辛30 g、防己30 g、醋500 mL、猪脂1 500 g。

制作方法:上药除醋、猪脂外,共研为细末,以纱布裹药末,醋浸12小时,用猪脂慢火煎,令药色黄,去渣,膏成。

功效:祛风,解毒,止痛。

主治:风毒疼痛、脚软弱无力。

使用方法:外涂患处,每日2次。

注意事项:不可内服,孕妇忌用。

(七)换骨膏

来源:《太平圣惠方》。

组成:槟榔 3 g、没药 3 g、盐 3 g、麝香 3 g、当归 3 g、全蝎 3 g、川芎 3 g、黄丹 90 g、清油 150 mL、垂柳枝 60 g。

制作方法:槟榔、没药、麝香、当归、全蝎、川芎共研为细末。先将柳枝入油煎至黄黑色,去渣,下盐、黄丹,慢火煎至黑色,下药末拌匀,凝膏。

功效:祛风解毒,舒筋换骨。

主治:风毒流注、筋骨疼痛。

使用方法:外贴患处,每日 1 次。

注意事项:不可内服,孕妇忌用。

(八)天南星膏

来源:《杨氏家藏方》。

组成:天南星 30 g、生姜汁适量。

制作方法:天南星研为细末,用生姜汁调,摊纸上阴干。

功效:涤痰,息风,止痉。

主治:卒暴中风、口眼㖞斜。

使用方法:患者左部口眼㖞斜贴右侧脸部,患者右部口眼㖞斜贴左侧脸部,每日1～2 次。

注意事项:避风,孕妇忌用。

(九)龙虎膏

来源:《圣济总录》。

组成:龙骨 90 g、炙虎骨 90 g、焙当归 30 g、桂枝 30 g、皂角 27 g、醋 3 000 mL。

制作方法:龙骨、炙虎骨、焙当归、桂枝及 15 g 皂角共研为细末备用。剩余皂角 12 g 与醋共煎至 1 500 mL 时去渣,再入备用药末,同煎如膏,入瓷盒。

功效:舒筋活络,祛湿止痛。

主治:风湿着痹、肌肉酸痛或不知痛痒。

使用方法:以膏外摩患处,每日 1～3 次。

注意事项:避寒湿风冷,孕妇忌用。

(十)万金膏

来源:《太平惠民和剂局方》。

组成:龙骨 3 g、鳖甲 3 g、苦参 3 g、乌贼骨 3 g、黄柏 3 g、黄芩 3 g、黄连 3 g、

皂角 3 g、白及 3 g、白蔹 3 g、厚朴 3 g、木鳖子仁 3 g、草乌 3 g、川芎 3 g、当归 3 g、白芷 3 g、没药 3 g、乳香 3 g、槐枝 3 g、柳枝 3 g、黄丹 450 g。

制作方法：上药除黄丹外，余药于麻油内慢火煎为紫赤色，去渣，再下黄丹，搅匀，制成膏。

功效：消肿止痛，排脓生肌。

主治：痈疽发背、诸般疮疖、跌打损伤、臁疮、痔漏等。

使用方法：用时量疮口大小，摊纸上，贴患处。

注意事项：不可内服。

（十一）地黄膏

来源：《世医得效方》。

组成：生地黄 60 g、黄连 37.5 g、黄柏 19 g、寒水石 19 g。

制作方法：生地黄研为自然汁，和余药成饼子。

功效：清热解毒。

主治：逐去热毒瘀血，主眼外障、目被撞打、疼痛无时、瞳仁被惊、昏暗蒙蒙、眼眶停留瘀血；或风热赤目，热泪出。

使用方法：将药饼放纸上，摊在眼上。

注意事项：应用本膏时应贴于眼眶周围，可治疗目生障翳、白睛出血、视线昏蒙，对飞蚊症亦有一定的疗效。本膏只可外用，不可内服，用药时避免药物进入眼中，如误入应用流水冲洗。

（十二）冲和膏

来源：《仙传外科集验方》。

组成：炒紫荆皮 150 g、炒独活 90 g、炒赤芍 60 g、白芷 30 g、石菖蒲 45 g。

制作方法：上药研为细末。

功效：疏风消肿，活血祛寒。

主治：痈疽发背、流注骨疽、折伤损痛。

使用方法：每次适量应用，葱煎汤或热酒调敷患处；或以本品 1/5 与凡士林 4/5 调匀成膏，外敷患处。

注意事项：临床应用以阴阳不和、冷热不清之疮肿为其辨证要点。

（十三）神仙万应膏

来源：《普济方》。

组成：当归 15 g、大黄 15 g、川芎 15 g、官桂 15 g、穿山甲 9 g、黄芩 9 g、

黄连 9 g、玄参 9 g、木鳖子 9 g、知母 9 g、贝母 9 g、白薇 9 g、白蔹 9 g、羌活 9 g、独活 9 g、降香 9 g、苏木 9 g、柴胡 9 g、白芷梢 9 g、赤芍 9 g、虎杖 9 g、防风 9 g、桔梗 9 g、黄蜀葵花 9 g、瓜蒌 9 g、椿皮 9 g、槐枝 9 g、柳枝 9 g、竹枝 9 g、野紫竹叶 9 g、天南星 9 g、续断 9 g、荆芥 9 g、黄芪 9 g、苦参 9 g、草乌 9 g、商陆 9 g、甘草 9 g、薄荷 9 g、车前草 9 g、桃仁 9 g、杏仁 9 g、槐花 9 g、苍耳 9 g、芒硝 9 g、地榆 9 g、刘寄奴 9 g、葛根 9 g、通草 9 g、泽兰 9 g、桑枝 9 g、栀子 9 g、黄丹 500 g、香油 1 000 mL。

制作方法:上药除薄荷、车前草、黄丹、香油外，余药切细入香油煎至焦黄色，下薄荷、车前草熬开 1～2 分钟，去渣，下黄丹搅匀，凝膏。

功效:祛瘀消肿，活血舒筋。

主治:骨折。

使用方法:外敷患处，每日 2 次，也可加入乳香 30 g、没药 30 g。

注意事项:不可内服。

(十四)芥草膏

来源:《普济方》。

组成:芥草叶 120 g、当归 120 g、白芷 120 g、防己 120 g、秦艽 120 g、吴茱萸 120 g、丹参 120 g、川芎 120 g、商陆 120 g、沉香 90 g、木香 90 g、零陵香 90 g、母丁香 90 g、水牛角屑 90 g、附子 15 g、醋 3 000 mL、酥油 480 g。

制作方法:上药除醋、酥油外，共研为细末，用纱布包药末，入醋中，浸 12 小时取出，再入酥油中，用先武火后文火煎至变色，去渣，密封备用。

功效:祛风除湿，行气止痛。

主治:风痹不仁或风毒诸症。

使用方法:外涂患处，每日 1～2 次。

注意事项:严禁内服，外用时间不宜过久，孕妇禁用。

(十五)野葛膏

来源:《普济方》。

组成:葛根 30 g、蛇莓 30 g、莽草 30 g、乌头 30 g、升麻 30 g、防风 30 g、蜀椒 30 g、干姜 30 g、鳖甲 30 g、雄黄 30 g、巴豆 30 g、丹参 60 g、闹羊花 10 g、水牛角粉 90 g、醋 400 mL、猪膏 2 000 g。

制作方法:上药除水牛角粉、醋、猪膏外，共研为粗末，和水牛角粉共入醋内浸 12 小时，加猪膏置微火上煎，待药色微黄，去渣即可。

功效：清热解毒，活血祛风。

主治：恶风毒肿、痛痹不仁、瘰疬、痈疽、胫肿脚弱等。

使用方法：外摩患处，每日 1～2 次。

注意事项：本方有毒，禁止内服，孕妇忌用。

（十六）淮安狗皮膏

来源：《疡科选粹》。

组成：川芎 15 g、白芷 15 g、生地黄 15 g、熟地黄 15 g、当归 15 g、白术 15 g、陈皮 15 g、香附 15 g、枳壳 15 g、乌药 15 g、半夏 15 g、青皮 15 g、细辛 15 g、知母 15 g、杏仁 15 g、桑白皮 15 g、黄连 15 g、黄芩 15 g、黄柏 15 g、栀子 15 g、苍术 15 g、大黄 15 g、柴胡 15 g、薄荷 15 g、木通 15 g、桃仁 15 g、玄参 15 g、猪苓 15 g、泽泻 15 g、桔梗 15 g、前胡 15 g、赤芍 15 g、升麻 15 g、麻黄 15 g、牛膝 15 g、杜仲 15 g、山药 15 g、远志 15 g、续断 15 g、高良姜 15 g、甘草 15 g、连翘 15 g、藁本 15 g、茵陈 15 g、地榆 15 g、防风 15 g、荆芥 15 g、何首乌 15 g、羌活 15 g、独活15 g、苦参 15 g、僵蚕 15 g、天麻 15 g、天南星 15 g、川乌 15 g、金银花 15 g、白蒺藜 15 g、威灵仙 15 g、白鲜皮 15 g、五加皮 15 g、青风藤 15 g、益母草 15 g、两头尖 15 g、五倍子 15 g、大风子仁 15 g、巴豆 15 g、穿山甲 15 g、芫花 15 g、蜈蚣 15 g、苍耳头 15 g、桃枝 30 条、柳枝 30 条、榆枝 30 条、桑枝 30 条、楝枝 30 条、楮枝 30 条、黄丹 2 500 g。

制作方法：上药用麻油煎熬，制成膏剂，摊于狗皮上。

功效：散寒除湿，活血消肿，排脓生肌。

主治：风寒湿痹、关节疼痛、手足拘急、跌打损伤、筋骨疼痛、痈疽发背、诸疮肿痛等。

使用方法：用时微火略烘，贴患处。

注意事项：用时火烘，需稍凉后贴敷，以免烫伤皮肤；敷贴日久，皮肤瘙痒起疹，可暂撕去，平复后再用；孕妇忌用。

（十七）芥姜膏

来源：《本草纲目》。

组成：白芥子 10 g、生姜 10 g。

制作方法：上药捣烂入膏备用。

功效：温经止泻。

主治：受寒所致泄泻。

使用方法:外敷脐部,胶布固定,每日 1 次。

注意事项:忌食生冷食物,若局部起泡则停药,皮肤过敏者忌用。

(十八)定痛膏

来源:《证治准绳》。

组成:木芙蓉叶 60 g、紫荆皮 15 g、独活 15 g、天南星 15 g、白芷 15 g、鲜马蓝 30 g、墨斗 30 g。

制作方法:木芙蓉叶、紫荆皮、独活、天南星、白芷共研为细末,鲜马蓝、墨斗杵捣极烂和药末,用生葱汁、老酒拌,炒暖敷患处。

功效:温通散寒,消肿止痛。

主治:跌扑损伤、动筋折骨、赤肿疼痛。

使用方法:伤处未破而色紫黑者,加草乌 9 g、肉桂 9 g、高良姜 9 g,研末姜汁调湿贴患处;若紫黑色已退,则以姜汁、清茶调湿贴患处。

注意事项:临床应用以诸种损伤瘀肿疼痛为其辨证要点。

(十九)清凉膏

来源:《证治准绳》。

组成:栀子仁 8 g、黄连 8 g、白芷 8 g、生地黄 6 g、葱白 10 根、黄蜡 15 g。

制作方法:上药除黄蜡外细锉,以清麻油半开于锅中煎上药,至生地黄焦黑去滓,入黄蜡,慢火熬,候蜡化倾于瓷盆内。

功效:清热解毒,润肌止痛。

主治:汤泼火伤。

使用方法:用时涂疮上即可。

注意事项:本方虽为汤泼火伤而创,但痈疽肿毒初起,焮热疼痛,亦可取其清热解毒、消肿除痛之功而用之,火毒内攻、伤阴损阳、创口色淡、气血两虚、肿痛不甚、皮肉难长者不宜使用本方。现代主要用于治疗各种烫伤、烧伤。

(二十)洪宝膏

来源:《寿世保元》。

组成:天花粉 90 g、赤芍 60 g、白芷 30 g、姜黄 30 g。

制作方法:上药研为细末备用。

功效:清热凉血,活血止痛,排脓去腐。

主治:疮毒肿痛成脓。

使用方法:用茶水调药敷患处,能清热生肌、破血退肿、止痛出脓;用姜汁

3份、鸡蛋清7份调药敷患处，能使血破散而成脓；热盛，疮毒恐随皮肤变干又痛，红肿不消者，鸡蛋清调药敷患处。每日1～2次。

注意事项：忌食辛燥。

（二十一）化铁膏

来源：《寿世保元》。

组成：皂角12 g、生姜12 g、葱250 g、蒜200 g、芒硝250 g、大黄120 g。

制作方法：皂角、生姜、葱、蒜熬膏，加入大黄再熬，去渣，芒硝化水和匀，瓷瓶收贮。

功效：软坚散结。

主治：腹部痞块。

使用方法：外贴患处，每日1～2次。

注意事项：应配合内服消积保中丸。孕妇忌用。

（二十二）除湿膏

来源：《寿世保元》。

组成：黄明胶90 g、生姜250 g、乳香末4.5 g、没药末4.5 g、花椒末3 g。

制作方法：生姜捣汁，黄明胶与乳香末、没药末共置铜勺内，火上烊化，加入适量开水，用筷子搅匀，入花椒末再搅匀，摊纸上备用。

功效：行气止痛，散寒除湿。

主治：湿袭肌表、全身骨节疼痛。

使用方法：外贴患处并热熨，每日1次。

注意事项：避寒湿，孕妇忌用。

（二十三）止痢狗皮膏

来源：《万病回春》。

组成：乳香15 g、没药15 g、木鳖子10枚、老柳枝50 g、桃枝50 g、杏仁50 g、香油210 mL、黄丹90 g、麝香0.3 g。

制作方法：将木鳖子、柳枝、杏仁、桃枝放入香油中炸枯，去渣，入黄丹熬成膏，再将乳香、没药、麝香研为细末，加入膏中调匀，摊于5 cm^2狗皮上备用。

功效：解毒，活血，止痛。

主治：痢疾、便下脓血等症。

使用方法：外贴脐部，每次12小时，每日2次。

注意事项：本品需密闭保存于阴凉干燥之处。孕妇禁用，不可入口。

(二十四)生肌玉红膏

来源:《外科正宗》。

组成:白芷 5 g、甘草 36 g、当归身 60 g、血竭 12 g、轻粉 12 g、白蜡 60 g、紫草 6 g、麻油 500 mL。

制作方法:先将当归、甘草、紫草、白芷入油内浸 3 日,大勺内慢火熬至微枯色,用细绢滤清,将油复入勺内煎滚,下血竭使化尽,次下白蜡,微火化开。先用茶盅 4 枚,预顿水中,将膏分为 4 份,倾入盅内。候片时,将轻粉研为极细末,每盅内投 3 g,搅匀,候一昼夜取起。

功效:活血祛腐,解毒生肌。

主治:用于疮疡肿痛、乳痈发背、溃烂流脓、浸淫黄水。治痈疽、发背等疮溃烂流脓,以及疔疮、疔根脱出需长肉收口。

使用方法:疮面清洗后外涂本膏,每日 1 次。用时先用甘草煎汤,甚者用猪蹄 1 只,先水煎至软,去蹄及浮油,温洗患处,软绢挹净,挑膏于掌中,撩化,搽新腐肉上,外以太乙膏盖之。大疮早、晚洗换 2 次,兼服大补脾胃暖药。

注意事项:本膏只可外用,禁止内服;本膏有毒药物较多,不宜自行制作。

(二十五)回阳玉龙膏

来源:《外科正宗》。

组成:草乌 90 g、煨干姜 90 g、赤芍 30 g、白芷 30 g、煨南星 30 g、肉桂 15 g。

制作方法:将草乌炒制后,与煨干姜、赤芍、白芷、煨南星、肉桂共研为细末。

功效:温阳祛寒散结。

主治:阴疽漫肿色白、坚硬微痛,以及寒湿流注、冷痹痛风、鹤膝风等属于阴证者。

使用方法:热酒调敷。

注意事项:发背发于阴,或虽发于阳,但过用寒凉,阳变为阴,满背黑烂,可患处外敷本方,其四周好肉则用洪宝膏围敷。待阳回,色转红活,即停用此方。若冷流注宜用本方外敷,待证情转缓,只用等份煨干姜、白芷、肉桂、草乌研为细末,热酒调敷,并可加石菖蒲破滞气、消坚肿。

(二十六)太乙膏

来源:《外科正宗》。

组成:肉桂 60 g、白芷 60 g、当归 60 g、玄参 60 g、赤芍 60 g、生地黄 60 g、大黄 60 g、木鳖子 60 g、槐枝 100 段、柳枝 100 段、阿魏 9 g、轻粉 12 g、血余 30 g、

东丹 1 200 g、乳香 15 g、没药 15 g、麻油 2 500 g。

制作方法:除东丹外,将余药入油煎,熬至药枯,滤去渣滓,再加入东丹,搅匀成膏。

功效:活血消肿,拔毒生肌。

主治:发背、痈疽恶疮,跌打损伤,湿痰流毒,筋骨走注作痛,烫火伤等。

使用方法:用时,隔火炖烊,摊于纸上,随疮口大小敷贴患处。

注意事项:临床应用以疮疡已溃或未溃为其辨证要点。

(二十七)追风逐湿膏

来源:《外科正宗》。

组成:豨莶草 90 g、麻黄 90 g、川乌 90 g、草乌 90 g、海风藤 90 g、半夏 90 g、天南星 90 g、羌活 90 g、蓖麻子 90 g、桂枝 90 g、独活 60 g、细辛 60 g、当归 60 g、白芷 60 g、苍术 60 g、大黄 60 g、葱汁 300 mL、生姜汁 300 mL、香油 800 mL、炒黄丹 300 g、松香末 600 g、木香 60 g、胡椒 60 g、轻粉 60 g、白芥子末 30 g。

制作方法:上述前 16 味药各切细片,用葱汁、生姜汁拌浸 12 小时。次日,香油同药入锅,文火煎至药枯,去渣,下黄丹,徐徐搅入;再下松香末,取锅离火;下木香末、胡椒末、轻粉、白芥子搅匀,入钵内盛贮。

功效:祛风除湿,舒筋通络。

主治:风寒湿所伤,骨节疼痛、筋挛不能行走或麻木等症。

使用方法:药膏加热化软,外贴患处,每日 1 次。

注意事项:不得内服,孕妇忌用,皮肤过敏者慎用。

(二十八)加味太乙膏

来源:《外科正宗》。

组成:肉桂 60 g、白芷 60 g、当归 60 g、玄参 60 g、赤芍 60 g、生地黄 60 g、大黄 60 g、土鳖虫 60 g、阿胶 6 g、轻粉 12 g、槐枝 100 g、柳枝 100 g、头发 30 g、黄丹 1 200 g、乳香末 15 g、没药末 10 g、麻油 2 500 mL。

制作方法:将上述前 12 味药浸入麻油内 30 日,锅内文火熬至药枯,去渣,入头发,文火熬至头发浮起、熔化,再缓缓加入黄丹,持续搅药,至锅内白烟冒起为止,住火。滴膏入水中试软硬,须老嫩适度。候烟尽,端下锅,入阿胶化尽,再下乳香、没药、轻粉,搅匀,倾药入水内,冷却成块即可。

功效:化瘀通络,解毒疗疮。

主治:痈疽、发背,以及各种恶疮、跌仆损伤、湿痰流注、遍身走注疼痛、烫火伤、刀棒伤等。

使用方法:药膏火上化软,外贴患处,每日 1 次。

注意事项:防烫伤皮肤,不可内服,孕妇忌用。

(二十九)阿魏膏

来源:《景岳全书》。

组成:羌活 15 g、独活 15 g、玄参 15 g、官桂 15 g、赤芍 15 g、穿山甲 15 g、生地黄15 g、两头尖 15 g、大黄 15 g、白芷 15 g、天麻 15 g、红花 15 g、槐枝 15 g、柳枝15 g、桃枝 15 g、木鳖子(去壳)10 枚、头发 1 团、麻油 1 120 g、樟丹 15 g、阿魏 15 g、苏合油 15 g、乳香 15 g、没药 15 g、麝香 9 g。

制作方法:上述前 17 味药用麻油煎至黑,去渣,入樟丹、阿魏、苏合油、乳香、没药、麝香,收膏,摊布上。

功效:祛风活血,消肿止痛,化痞散结。

主治:积聚痞块、胸胁胀满、肚腹疼痛、妇女癥痕瘀块,以及乳癌等恶症。

使用方法:用时,将膏药烘热贴敷患处。

注意事项:临床应用以癥痕、积聚痞块、癌肿恶症为其辨证要点。

(三十)玉红膏

来源:《疡科心得集》。

组成:白芷 15 g、甘草 30 g、当归 60 g、血竭 12 g、轻粉 12 g、白蜡 60 g、紫草 15 g、麻油 500 mL。

制作方法:先将白芷、当归、甘草、紫草入麻油煎熬,过滤去渣,下血竭,待血竭化尽,下白蜡,退火,下轻粉,搅匀,入瓷罐内。

功效:去腐,收敛,生肌。

主治:疮毒久不愈合者。

使用方法:取牙签挑取药膏,外敷疮头,每日 1～2 次。

注意事项:不可内服。

(三十一)紫霞膏

来源:《疡科心得集》。

组成:嫩松香 180 g、铜绿 60 g、乳香 15 g、没药 15 g、麻油 180 mL。

制作方法:麻油熬至滴水成珠,下松香,煎 20 分钟,下糠青,再熬至色紫,离火,下乳香、没药末,搅匀备用。

功效:除湿解毒,收敛生肌。

主治：疮疡日久、穿溃不收。

使用方法：外贴患处，每日1次。

注意事项：忌食生冷。

(三十二)阳和解凝膏

来源：《外科全生集》。

组成：鲜牛蒡全草1 500 g、鲜白凤仙梗120 g、川芎30 g、附子60 g、桂枝60 g、大黄60 g、当归60 g、肉桂60 g、草乌60 g、川乌60 g、地龙60 g、僵蚕60 g、赤芍60 g、白芷60 g、白蔹60 g、白及60 g、乳香60 g、没药60 g、续断30 g、防风30 g、荆芥30 g、五灵脂30 g、木香30 g、香橼30 g、陈皮30 g、苏合油120 g、麝香30 g。

制作方法：上药除乳香、没药、麝香、苏合油外，余药俱入锅用麻油煎枯，去渣滤净，每500 g麻油加黄丹210 g，熬至滴水成珠，再将乳香、没药、麝香、苏合油入膏搅和，半个月后可用。

功效：温经和阳，祛风散寒，调气活血，化痰通络。

主治：阴疽、骨痨、流痰、骨瘤、瘰疬、乳痰、乳癖、肉瘿等证，以及局部漫肿、疲疼、隐痛、皮色不变或暗红、皮温不热或微热、病灶深着。

使用方法：用时摊贴患处。

注意事项：临床应用以疮疡肿胀、钝痛、皮色不变为辨证要点。

(三十三)黄连膏

来源：《医宗金鉴》。

组成：黄连9 g、当归尾15 g、黄柏9 g、生地黄30 g、姜黄9 g、麻油360 g、黄蜡120 g。

制作方法：上药除黄蜡外均浸入麻油内1日，后用文火熬煎至药枯，去渣滤清，再加入黄蜡，文火徐徐收膏。

功效：清热润燥，解毒止痛。

主治：疮毒焮痛、痈疽疔疮、湿疹、烫伤染毒等。

使用方法：摊纱布上外敷疮面，亦可直接涂搽于疮面，采用暴露疗法。

注意事项：临床应用以疮疡红肿、疼痛较甚为其辨证要点。本品若制成引流条，可为脓腔、窦道引流，其作用比普通纱条效果更佳。

(三十四)陀僧膏

来源：《医宗金鉴》。

组成:密陀僧 600 g、赤芍 60 g、全当归 60 g、赤石脂 60 g、百草霜 60 g、乳香 15 g、没药 15 g、血竭 15 g、儿茶 15 g、苦参 120 g、银黝 30 g、大黄 150 g、桐油 600 g、香油 300 g。

制作方法:先将赤芍、当归、苦参、大黄入桐油、香油内炸枯,去渣,熬至滴水不散,再将余药研为细末下入,搅极匀,置磁盆内,常以水浸之。

功效:活血散瘀,消肿止痛。

主治:诸般恶疮、流注瘰疬、跌扑损伤、金刃误伤等病症。

使用方法:用时外敷患处。

注意事项:临床应用以跌扑损伤、恶疮为其辨证要点。

(三十五)千捶膏

来源:《疡医大全》。

组成:松香 120 g、巴豆 5 粒、蓖麻仁 21 g、杏仁 3 g、乳香 3 g、没药 3 g、铜绿 3 g。

制作方法:上药捣成膏,浸清水中。

功效:消肿止痛,提脓祛腐。

主治:痈疽疖疔初起、瘰疬、小儿鳝拱头、臁疮久不收口、溃后脓腐不净等。

使用方法:用时随疮大小用手捻成薄片,贴疮上,以绢覆盖。

注意事项:临床应用以疔疖痈疽初起,尚未穿溃或溃破初起为其辨证要点。若痈疽溃破,加用八二丹或九一丹,则更增提脓祛腐的作用。

(三十六)神仙金不换膏

来源:《清太医院配方》。

组成:川芎 20 g、白芷 20 g、生地黄 20 g、熟地黄 20 g、当归 20 g、白术 20 g、苍术 20 g、陈皮 20 g、香附 20 g、枳壳 20 g、乌药 20 g、半夏 20 g、青皮 20 g、细辛 20 g、知母 20 g、贝母 20 g、杏仁 20 g、桑白皮 20 g、黄连 20 g、黄芩 20 g、黄柏 20 g、栀子 20 g、大黄 20 g、柴胡 20 g、薄荷 20 g、赤芍 20 g、木通 20 g、桃仁 20 g、玄参 20 g、猪苓 20 g、泽泻 20 g、桔梗 20 g、前胡 20 g、升麻 20 g、麻黄 20 g、牛膝 20 g、杜仲 20 g、山药 20 g、远志 20 g、续断 20 g、高良姜 20 g、何首乌 20 g、甘草 20 g、连翘 20 g、藁本 20 g、茵陈 20 g、地榆 20 g、防风 20 g、荆芥 20 g、羌活 20 g、独活 20 g、金银花 20 g、白蒺藜 20 g、苦参 20 g、僵蚕 20 g、天麻 20 g、天南星 20 g、川乌 20 g、草乌 20 g、威灵仙 20 g、白鲜皮 20 g、五加皮 20 g、青风藤 20 g、益母草 20 g、两头尖 20 g、五倍子 20 g、大风子 20 g、巴豆 20 g、穿山甲 20 g、芫花 20 g、蜈蚣 20 条、苍耳头 7 个、桃枝 30 g、柳枝 30 g、榆枝 30 g、

槐枝 30 g、桑枝 30 g、楝枝 30 g、楮枝 30 g、枫枝 30 g。

制作方法:用香油 3 750 g 将上药炸枯去滓,熬之滴水成珠,加樟丹 2 000 g 凉透,再将细药(乳香 22.5 g、没药 22.5 g、公丁香 20 g、官粉 40 g、冰片 2 g、木香 3 g,研为极细末)搅入膏内。

功效:散风,活血止痛,生肌调血,祛风湿。

主治:劳伤筋骨疼痛、痰喘咳嗽、左瘫右痪、手足麻木、赤白痢疾、疝气、疟疾、偏正头风、心气疼痛、寒湿脚气、男子遗精白浊、女子赤白带下、一切无名肿毒、跌打损伤。

使用方法:临用时再加细药(乳香、没药、血竭、轻粉、樟脑、龙脑、麝香、龙骨、海螵蛸、赤石脂研为细末)。五劳七伤,遍身筋骨疼痛,腰脚软弱,贴两膏肓穴、两肾俞穴、两足三里穴;痰喘气急,咳嗽,贴肺俞穴、华盖穴、膻中穴;左瘫右痪,手足麻木,贴两肩井穴、两曲池穴;男子遗精白浊或妇人赤白带下、月经不调、崩漏,贴两阴交穴、关元穴;赤白痢疾,贴丹田穴;小肠气、疝气,贴膀胱穴;疟疾,男子贴左肩,女子贴右肩;偏正头风,贴风门穴;腰痛,贴命门穴;心气疼痛,贴中脘穴;走气,贴二章门穴;寒湿脚气,贴两三里穴;一切无名肿毒、疬疮、臁疮、杨梅顽疮、跌打伤损、痞块,不必寻穴,皆贴本病患处即愈。

注意事项:本膏只可外用,禁止内服。上药可切为粗片,用真脂麻油 7 200 g,浸药于内,夏浸 3 日,冬浸半月方可。煎药黑枯色为度,用麻布 1 片,滤去滓,将油再称,如有 5 000 g 以上,加黄丹 3 000 g;如油有 2 400 g,加黄丹 1 600 g,依数下丹。将油再下锅熬,黄丹徐徐投下。手中用槐棍、柳棍持续搅拌,火先文后武,熬成滴在水中成珠不散。春、夏硬,秋、冬软,此是口诀,瓷瓶内贮之。本膏药物组成较多,难于制作,因此不建议在家自行制作。

(三十七)千金保胎膏

来源:《清太医院配方》。

组成:当归 300 g、白芍 150 g、生地黄 240 g、甘草 90 g、续断 180 g、黄芪 150 g、炒白术 180 g、炙肉苁蓉 150 g、木香 30 g、黄芩 300 g、益母草 300 g、樟丹 3 120 g、龙骨面 90 g。

制作方法:将当归、白芍、生地黄、甘草、续断、黄芪、炒白术、炙肉苁蓉、木香、黄芩、益母草切碎,每锅用料 1 500 g、香油 7 500 g,熬至枯黑,过滤去滓,再熬炼至滴水成珠,加入樟丹,搅匀成膏,置冷水中,去火毒后加热熔化,加入龙骨面搅拌均匀,备用。

功效:补气补血,保育胎元。

主治:妇人气虚血亏、胎元不固、屡经小产。

使用方法:取适量摊贴脐部。

注意事项:本膏只可外用,禁止内服。对于习惯性流产、胎元不固的孕妇,可于妊娠2个月起外敷本膏。如正值夏季,应注意膏药1日更换1次,其他季节可2日更换1次。如贴药过程中出现皮肤红肿、瘙痒难忍则应立即停止贴药,清洁脐部皮肤后外擦氯雷他定软膏以抗变态反应。

(三十八)延年涌泉膏

来源:《清太医院配方》。

组成:杜仲60 g、牛膝60 g、熟地黄60 g、附子60 g、续断60 g、甘草60 g、生地黄15 g、小茴香15 g、菟丝子15 g、天麻子15 g、雄黄6 g、木香9 g、香油1 500 g、丁香6 g、乳香6 g、没药6 g、麝香0.6 g、黄丹900 g。

制作方法:用香油将杜仲、牛膝、熟地黄、附子、续断、甘草、生地黄、小茴香、菟丝子、天麻子、雄黄、木香熬枯去渣,入黄丹,再加丁香、乳香、没药、麝香,放入膏中,搅匀收膏即可。

功效:强筋壮骨,延年益寿。

主治:①下元虚损、梦遗滑精、阳物收缩、逢阴不举,贴两涌泉穴、阴交穴、关元穴。②左瘫右痪、麻木不仁或行步无力,及下部虚寒或肿痛,贴两涌泉穴、阴交穴、关元穴。③五劳七伤,贴膏肓穴、肾俞六、三里穴。④寒湿脚气,贴两涌泉穴、三里穴;脚跟痛,贴两涌泉穴、昆仑穴;腿肚转筋,贴两涌泉穴、委中穴。⑤手大指次指麻木或筋痛,贴两列缺穴、尺泽穴;手小指麻木或痛,贴通里穴。⑥肩膀或通手麻木、筋痛,贴两曲池穴、肩井穴;漏肩风,贴肩井穴。⑦疝气,贴两涌泉穴、阴交穴、阴廉穴;鹤风,贴膝眼穴。⑧心腹疼痛或胀满,贴中脘穴;肚痛水泄、痢疾,贴脐并贴气海穴。⑨怒伤肝气、两胁胀痛,贴期门穴、章门穴;痞块,贴气海穴,兼贴患处。⑩远年近日咳嗽、气急哮喘、夜卧不宁,贴两肺俞穴。⑪妇女月水不调、经至腹痛、崩漏带下、子宫寒冷、素难受胎,贴两涌泉穴、阴交穴、关元穴;腰痛,贴肾俞穴。⑫寒痰结核于肉内、皮色不变,贴患处,此症早贴易消。⑬无名肿毒、疮疡未破,轻者贴之即消,重者排脓败毒,破者拔去脓根,仍贴旧药生肌收口。⑭先天不足、后天亏损、骨痿身瘦、阳气虚弱,以致腠理不密、易受风寒、常多疾病。跌打损伤,俱贴患处。

使用方法:根据适应证,贴于相应部位。

注意事项:本膏只可外用,禁止内服。本方煎煮过程较为繁琐,简便制作方法可取上药浓煎后兑入香油、乳香、没药、麝香即可,可作为日常保健贴敷用药。

需要注意的是,膏中含有麝香,故有凝血功能障碍及出血倾向者,或妊娠期、月经期妇女禁用。

二、内服古代膏方

(一)补益膏方

1.仙方凝灵膏

来源:《千金翼》。

组成:茯苓 18 000 g、松脂 12 000 g、松子仁 6 000 g、柏子仁 6 000 g、白蜜 14 000 mL。

制作方法:茯苓洗净、去皮,与松脂、松子仁、柏子仁一起捣碎,将白蜜纳铜器中,微火煎之一昼夜,次第下药,搅拌均匀,文火加热。冷却后以干燥瓷器储存。

功效:补益肺肾,健脾养血,养心安神。

主治:可使身轻目明、老者还少。

服用方法:将膏做成小枣大小,每次服 7 丸,每日 3 次。

2.阿胶膏

来源:《太平圣惠方》。

组成:阿胶 90 g、白羊肾 3 对、杏仁 90 g、山药 60 g、薤白 1 握、黄牛酥 120 g、羊肾脂 120 g。

制作方法:阿胶捣碎,炒到颜色变黄、干燥,然后捣末;白山羊(或白绵羊)的肾去筋膜,切碎后研细;杏仁用水浸泡,去皮尖及双仁,用麸炒至颜色微黄,研细如膏状;山药捣为末;薤白切细。处理后药物加入黄牛酥、羊肾脂,煮后去渣。上药混合均匀,装于瓷瓶内,蒸半日,令药成膏,冷却后储存于干燥的瓷瓶中。

功效:补气养血,滋阴润肺。

主治:肺气喘急、下焦虚伤。

服用方法:每日 1 汤匙,以温黄酒调服,不饮酒者以白开水化服。

3.人参款花膏

来源:《太平惠民和剂局方》。

组成:款冬花 500 g、人参 500 g、五味子 500 g、紫菀 500 g、桑白皮 500 g。

制作方法:款冬花去梗,人参去芦,五味子去梗后炒,紫菀去芦后洗,桑白皮去赤皮,上述诸药研为细末,炼蜜为膏。

功效:滋阴润肺,益气补脾。

主治:肺胃虚寒致久嗽不已、咳嗽痰涎、呕逆、恶心、脘腹胀满、腰背倦痛。

服用方法:食后细嚼,淡姜汤送下。

4.琼玉膏

来源:《洪氏集验方》。

组成:人参 750 g、生地黄 800 g、白茯苓 150 g、白沙蜜 500 g。

制作方法:人参、茯苓研为极细末,生地黄捣取汁。先以地黄汁同蜜熬沸,再加入人参、茯苓拌匀,盛入可密封容器。

功效:滋阴润肺,益气补脾。

主治:肺阴亏损、虚劳致干咳、咽燥咯血、肌肉消瘦、气短乏力。

服用方法:每日早晨取 10 g 以温酒化服,不饮酒者用白开水化服。

5.参术膏

来源:《丹溪心法》。

组成:人参 12.5 g、白术 10 g、桃仁 5 g、陈皮 5 g、黄芪 7.5 g、茯苓 5 g、炙甘草 2.5 g。

制作方法:将上药切碎,水煮猪、羊胞后入药,煮熟即可。

功效:益气健脾。

主治:治产后胞损、小便淋沥。

服用方法:以温酒化服,不饮酒者用白开水化服。

6.醍醐膏

来源:《普济方》。

组成:乌梅 500 g、白砂糖 250 g、砂仁末 15 g、白檀香 12 g、麝香 2 g。

制作方法:乌梅捶碎,加水 800 mL,煎至 200 mL,滤去药渣,加入白砂糖、砂仁末,放入砂锅内煎煮,文火熬成赤色膏状为度,取下放冷,再加入白檀香、麝香,搅拌均匀,干燥瓷器(或玻璃瓶)内封口贮藏。

功效:生津润肺,解暑通窍。

主治:消渴。

服用方法:每次 10～15 mL,每日 3 次,夏季冷水调服,冬季用白开水调服。

7.当归地黄膏

来源:《摄生众妙方》。

组成:当归 500 g、生地黄 500 g。

制作方法:将当归、生地黄放入瓷锅中一同煎煮 2 次,合并药液,过滤去滓,浓缩成膏,再加入蜂蜜文火加热收膏,盛入可密封容器。

功效:补血养阴。

主治:血虚生疮疡、皮肤干燥瘙痒、自汗遗精。

服用方法:每日晨起服 1 汤匙。

8.当归膏

来源:《古今医统大全》。

组成:当归 300 g、白芍 200 g、生地黄 200 g、薏苡仁 300 g、茯苓 200 g、白术 200 g、莲肉 300 g、山药 300 g、陈皮 150 g、人参 100 g、甘草 100 g、枸杞子 150 g、蜂蜜 500 g。

制作方法:当归酒洗,白芍微炒,生地黄酒洗,薏苡仁用糯米炒后去粉,莲肉去心,山药炒,甘草半炙半生。除人参另煎取汁、蜂蜜最后收膏外,余药同煎浓缩成膏,倒入人参药汁,加入蜂蜜收膏,盛入可密封容器。泻者,白术黄土微炒;脉微者,人参加倍。

功效:养血益气,健脾和中。

主治:脾胃虚弱。

服用方法:每日晨起服 1 汤匙。

9.参茯膏

来源:《古今医统大全》。

组成:生地黄 300 g、人参 100 g、陈皮 300 g、茯苓 200 g、麦冬 200 g、丁香 50 g、沉香 50 g、姜汁 100 g、蜂蜜 500 g。

制作方法:将生地黄、人参、陈皮、茯苓、麦冬切碎,水浸后煎煮,纱布滤去药渣,如此 3 遍,将所滤汁液混匀,加热浓缩,下入丁香、沉香末、蜂蜜、姜汁,搅拌均匀,慢火浓缩至稠膏,盛入可密封容器。

功效:滋阴润肺,降逆止呕。

主治:噎膈、呕逆、食不下。

服用方法:每日早、晚各服用 1 次,每次 10 g,用白开水化服。

10.补真膏

来源:《万病回春》。

组成:人参 200 g、山药 500 g、芡实 500 g、莲肉 500 g、红枣 500 g、杏仁 500 g、核桃肉 500 g、真沉香 30 g、蜂蜜 300 g、真酥油 500 g。

制作方法:人参去芦;山药蒸熟后去皮;芡实水浸 3 日,去壳皮后蒸熟;莲肉水浸,去心皮;红枣蒸熟,去皮核;杏仁水泡,去皮尖,蒸熟;核桃肉水浸,去皮壳;真沉香研末;蜂蜜用锡盆分作 3 份,入盆内滚水炼蜜,以硬白糖为度;真酥油和蜜蒸化。将人参、山药、芡实、莲肉、红枣、杏仁、核桃肉、真沉香和成一处,研为极细末,入酥油、炼蜜搅匀成膏。放新瓷罐内,以盛 500 g 为度,用纸封固,勿令透风。

功效:大补真元。

主治:元气亏虚,症见久咳、遗精、五更泄等。

服用方法:每日清晨用白滚水调服数匙,临卧时服用1次,忌铁器。

11.参术调元膏

来源:《万病回春》。

组成:雪白术500 g、人参120 g、蜜250 g。

制作方法:将雪白术、人参切碎,入砂锅内,将净水10大碗,熬汁2碗,滤去滓,又熬,取汁2碗,去滓,将前汁共一处滤净,文武火熬至2碗,加蜜,再煎至滴水成珠。

功效:补元气,健脾胃。

主治:治神疲、乏力懒言、饮食不甘、肌肤粗糙、心虚气短等元气亏虚之症。

服用方法:每日服3次,每次10 g,白米汤下。

12.三才大补膏

来源:《古今医鉴》。

组成:生地黄300 g、熟地黄300 g、天冬300 g、麦冬300 g、人参100 g、枸杞子150 g、牛膝150 g、生何首乌150 g。

制作方法:除人参另煎取汁,余药同煎浓缩成膏,倒入人参药汁,加入蜂蜜收膏,盛入可密封容器。

功效:益肺脾肾,补气阴津。

主治:虚劳不足、骨蒸潮热、面色萎黄、腰膝酸软、口干舌燥。

服用方法:每日1汤匙以温酒化服,不饮酒者,用白开水化服。

13.龟鹿二仙膏

来源:《医便》。

组成:鹿角4 800 g、龟板2 400 g、人参450 g、枸杞子900 g。

制作方法:将鹿角、龟板制成鹿角霜、龟板霜,清汁另放。人参、枸杞子用铜锅加水,熬至药面无水,以新布绞取清汁,反复3次,以滓无味为度。将龟汁、鹿汁并人参汁、枸杞汁一起放入锅内,文火熬至滴水成珠不散。

功效:补气血,生精髓,延龄育子。

主治:治疗真元虚损、久不孕育;男子酒色过度、消烁真阴;女子七情伤损血气、诸虚百损、五劳七伤。

服用方法:每初服4～5 g,服10日后加1.5 g,加至9 g止,空心酒化。

14.集灵膏

来源:《先醒斋医学广笔记》。

组成:生地黄 900 g、熟地黄 900 g、人参 500 g、枸杞子 800 g、麦冬 700 g、天冬 250 g、川牛膝 250 g、蜂蜜 500 g。

制作方法:人参去芦,麦冬去心,天冬去皮心。将除蜂蜜外的余药切碎,水浸后煎煮,纱布滤去药渣,如此 3 遍,将所滤汁液混匀,加热浓缩,下入蜂蜜,搅拌均匀,慢火浓缩至稠膏。

功效:滋心润肺,益卫养营。

主治:治疗诸阴亏损,六阳偏炽,而成虚损痨怯、咳嗽吐血、发热内蒸。

服用方法:每日早、晚各服用 1 次,每次 10 g,用白开水化服。

15.两仪膏

来源:《景岳全书》。

组成:人参 500 g、熟地黄 500 g、蜂蜜 500 g。

制作方法:将人参、熟地黄切碎,水浸后煎煮,纱布滤去药渣,如此 3 遍,将所滤汁液混匀,加热浓缩,下入蜂蜜,搅拌均匀,慢火浓缩至稠膏,盛入可密封容器。

功效:滋阴补肾,调元补虚。

主治:精气大亏、真阴不足、素体阴虚。

服用方法:每日早、晚各服用 1 次,每次 10 g,用白开水化服。

16.归茸膏

来源:《心医集》。

组成:当归 500 g、鹿茸 500 g、麦冬 250 g、茯苓 125 g、白术 125 g、人参 125 g、木香 65 g、白豆蔻 65 g、甘草 65 g、莱菔子 65 g、川贝母 65 g、砂仁 65 g、没药 30 g、麝香 0.5 g、蜜 500 g。

制作方法:当归用酒洗净,用好冬酒浸一宿;鹿茸用酒洗净,切片,用好红酒浸一宿;麦冬水浸去心;茯苓水浸去心;白术用米泔水洗,切片,陈壁土炒;木香拣净为末;白豆蔻去壳研为末;甘草研为末;莱菔子微炒,研为末;砂仁研为末;川贝母去心与麝香、没药共研为极细末。将当归、鹿茸、麦冬、茯苓、白术、人参入铜锅,用清泉水浮药上 27 cm 左右,熬至 3 cm;又冲水浮药上 13 cm 左右,熬至 3 cm左右,用绢袋滤净,入木香、白豆蔻、甘草、莱菔子、砂仁末药,微火熬成浓汁,用丝绵滤净,入蜜,用桑条搅,不住手,以水成珠不散为度,瓷瓶封好,水中浸五昼夜,去火气。

功效:补心血,升肾水,健脾胃,清痰理气。

主治:呕吐、恶心、嘈杂等症;此膏久服可祛病延年。

服用方法:每清晨与临睡前,用白滚汤调服,用量随意;或夜间卧后,衔口中自化。

17.地黄膏

来源:《医灯续焰》。

组成:生地黄 600 g、茜草 200 g。

制作方法:生地黄捣取汁,茜草加水五大碗,煎绞取滤液,滤出滓再煎二三次取滤液。合并滤液,加热浓缩为膏即成。

功效:补肾滋阴,填髓固精,生血乌发。

主治:肾阴亏虚所致的须发白等症。

服用方法:每日服 1 汤匙,用少量开水烊化后服用。

18.清宁膏

来源:《证治汇补》。

组成:葳蕤 200 g、橘红 200 g、百合 200 g、川贝母 200 g、甘草 200 g、桔梗 200 g、龙眼肉 200 g、薏苡仁 200 g、麦冬 200 g、石斛 200 g、生地黄 200 g、白术 200 g。

制作方法:河水煎上述诸药成膏。患者如胸膈不宽,食少作胀,减去生地黄;如咳痰不清,嗽甚见血,减去白术。

功效:补益脾肺,润肺止咳。

主治:脾、肺、肾三经俱虚,不可寒凉,又不可温燥者。

服用方法:此方空心滚汤化下 5 匙,亦可作煎剂服。

19.五汁膏

来源:《嵩崖尊生书》。

组成:天冬 12 g、麦冬 12 g、生地黄 12 g、川贝母 6 g、牡丹皮 6 g、茯苓 5 g、阿胶 6 g、阿胶(烊化)10 g、薄荷 12 g、水牛角 3 g、羚羊角 3 g、梨汁 400 mL、藕汁 400 mL、萝卜汁 400 mL、甘蔗汁 200 mL、蜂蜜 250 g。

制作方法:将水牛角、羚羊角挫碎先煎至少半小时浓缩至 800 mL,再加入天冬、麦冬、生地黄、川贝母、牡丹皮、茯苓、阿胶、薄荷(后下),煎至 300 mL,去药渣,加入梨汁、藕汁、萝卜汁、甘蔗汁、阿胶(烊化)再熬,以入水不散为度,再加入蜂蜜,浓缩即成,冷却后装入干燥瓷瓶中。

功效:养阴,清肺,止咳。

主治:虚劳嗽血痰喘或食道癌气虚津亏、痰瘀凝结型,症见水饮食物俱难咽下、肩背疼痛、声音嘶哑、形寒气短、形体消瘦、面色苍白、舌质淡、苔光剥、脉细弱。

服用方法:每次 10～15 g,早、晚白开水冲服。

20.坤髓膏

来源:《顾松园医镜》。

组成:牛脊髓 500 g、山药 500 g、炼白蜜 500 g。

制作方法:牛脊髓去筋膜,捣烂;山药蒸后研细。牛脊髓、山药共同捣匀,放入瓷器内,隔水煮 1 小时,去滓取汁,加入炼白蜜成膏。

功效:补精填髓,润肺宁嗽。

主治:精髓亏虚、肢体痿弱、肌肉瘦削、皮肤松弛、腰膝酸软、遗精盗汗、精血亏虚、皮肤干燥、肺肾亏虚、咳嗽日久不愈、虚劳羸瘦、命门火衰、下元亏损、面色苍白、目眩耳鸣、畏寒肢冷、夜尿频多等。

服用方法:每日服 1 汤匙,用少量开水烊化后服用。

21.白术膏

来源:《冯氏锦囊秘录》。

组成:白术 5 000 g、蜂蜜 500 g。

制作方法:将白术放入水中煮沸放凉,浸一夜,刮去皮,洗干净切片,用山黄土蒸,晒干,再以米粉蒸,晒干。以上药物加水 20 000 mL,煎至 6 000 mL 左右,加蜂蜜,熬成膏,以入水不散为度。冷却后,装入干燥的瓷瓶中保存。

功效:补脾健胃,和中进食。

主治:脾胃不和、饮食无味、大便泄泻。

服用方法:每次 10～15 mL,每日 3 次,淡姜汤送服。

22.大造固真膏

来源:《冯氏锦囊秘录》。

组成:补骨脂 300 g、核桃仁 150 g、山药 200 g、山茱萸 150 g、菟丝子 200 g、小茴香 80 g、肉苁蓉 100 g、巴戟天 100 g、鹿茸 100 g、五味子 80 g、人参 100 g、熟地黄 600 g、枸杞子 300 g、白术 300 g、紫河车 100 g、白蜜 500 g。

制作方法:将熟地黄、枸杞子、白术、紫河车切碎,水浸后煎煮,纱布滤去药渣,如此 3 遍,将所滤汁液混匀,加热浓缩,下入白蜜,搅拌均匀,慢火浓缩至稠膏,再将其余药研共为细末,加入稠膏,收膏,盛入可密封容器。

功效:填补精血,壮固元阳。

主治:腰膝酸软、气短乏力、阳痿早泄。

服用方法:每日早、晚各服用 1 次,每次 10 g,用白开水化服。

23.三才膏

来源:《冯氏锦囊秘录》。

组成:天冬 500 g、生地黄 500 g、人参 500 g、蜂蜜 500 g。

制作方法:天冬去心后,与生地黄、人参一同切碎,水浸后煎煮,纱布滤去药渣,如此 3 遍,将所滤汁液混匀,加热浓缩,下入蜂蜜,搅拌均匀,慢火浓缩至稠膏,盛入可密封容器。

功效:滋阴润肺,益气补脾。

主治:虚劳不足、骨蒸潮热、面色萎黄。

服用方法:每日早、晚各服用 1 次,每次 10 g,用白开水化服。

24.人参固本膏

来源:《冯氏锦囊秘录》。

组成:人参 30 g、天冬 120 g、麦冬 120 g、生地黄 120 g、熟地黄 120 g。

制作方法:人参研为细末,天冬、麦冬、生地黄、熟地黄同入水煎 2 遍,将2 次水煎液兑一起,浓缩成膏,加入人参细末和匀即成。

功效:滋阴补肾,益气生津。

主治:肾虚肺热、喘嗽烦渴、肺痿咯血。

服用方法:时时挑少许,口中噙化。

25.百补膏

来源:《惠直堂经验方》。

组成:玉竹 500 g、枸杞子 500 g、龙眼肉 500 g、核桃肉 500 g、女贞子 500 g、蜂蜜 500 g。

制作方法:将玉竹、枸杞子、龙眼肉、核桃肉、女贞子放入砂锅,多水煎一汁、二汁、三汁,合熬用文武火,待滴水成珠,加蜂蜜 500 g,再熬成膏,瓷瓶收贮。

功效:滋阴,养血,补虚。

主治:治心血、肾水不足及诸虚证。

服用方法:每日早、晚各服用 10 g,开水调服。

26.参香八珍膏

来源:《续名医类案》。

组成:丹参 200 g、制香附 150 g、熟地黄 150 g、炙黄芪 150 g、白芍 150 g、蒸熟白术 150 g、当归身 150 g、茯苓 150 g。

制作方法:丹参去掉头尾部分,酒洗后蒸熟;加上制香附、熟地黄、炙黄芪、酒炒白芍、蒸熟白术、酒炒当归身、茯苓加水煎煮3次，滤汁去渣，合并滤液，加热浓缩为膏。

功效：补益气血。

主治：气血亏虚、月经不调。

服用方法：每日服1汤匙，用少量开水烊化后服用。

27.归脾大造膏

来源：《续名医类案》。

组成：人参150 g、黄芪250 g、炙甘草25 g、川贝母50 g、杏仁100 g、紫苏子100 g、紫菀100 g、桔梗100 g、防风100 g、蜂蜜500 g。

制作方法：上药除蜂蜜外均加水煎煮3次，滤汁去渣，合并滤液，加热浓缩为膏，加蜂蜜收膏即成。

功效：补益肺气，定喘止嗽。

主治：气虚咳嗽。

服用方法：每日服1汤匙；用少量开水烊化后服用。

28.脂桃膏

来源：《寿世传真》。

组成：补骨脂100 g、核桃肉200 g、蜂蜜500 g。

制作方法：补骨脂拣净，黄酒浸一夜，蒸熟晒干，为末；核桃肉温水泡去皮。将补骨脂和核桃肉捣成泥，加入蜂蜜搅匀成膏。

功效：温脾补肾，黑发。

主治：脾肾两虚所致的头晕、耳鸣、神疲困倦、动则气促、腰膝酸软无力、夜晚尿频、大便溏泄或干结难排。

服用方法：每日服1汤匙；用少量开水烊化后服用。

29.天根月窟膏

来源：《温病条辨》。

组成：熟地黄200 g、茯苓200 g、莲子200 g、芡实200 g、牡蛎200 g、龙骨200 g、白芍200 g、鹿茸200 g、乌骨鸡200 g、鲍鱼200 g、龟板200 g、海参200 g、羊腰子200 g、西洋参200 g、沙苑子200 g、补骨脂200 g、枸杞子200 g、肉苁蓉200 g、鸡子黄100 g、鹿角胶50 g、桑螵蛸50 g、乌贼骨50 g、菟丝子50 g、桂圆肉50 g、当归50 g、小茴香50 g、山茱萸50 g、紫石英50 g、生杜仲50 g、川牛膝50 g、萆薢50 g、蜂蜜500 g。

制作方法：将乌骨鸡、鲍鱼、龟板、海参、羊腰子、西洋参、沙苑子、补骨脂、枸杞子、肉苁蓉、鸡子黄、熟地黄、鹿角胶、桑螵蛸、乌贼骨、菟丝子、桂圆肉、当归、小茴香、山茱萸、紫石英、生杜仲、川牛膝、萆薢按草本和动物类药物分成两锅,小火熬一日,去滓取汁。以方中有粉无汁之茯苓、莲子、芡实、牡蛎、龙骨、白芍、鹿茸、乌贼骨共研为极细末,放入药汁中并加入蜂蜜,加热浓缩为膏即成。

功效:阴阳两补,通守兼施。

主治:下焦阴阳两伤,八脉告损,急不能复,胃气尚健,无湿热证者;男子遗精滑泄、精寒无子、腰膝腹痛之属肾虚者;妇人产后下焦虚损、淋带癥瘕、胞宫虚寒无子、多次流产或少年生育过多、年老腰膝胯酸痛者;老年人体瘦、头晕、耳鸣、肢体麻痹、缓纵不收,属下焦阴阳两虚者。

服用方法:成人每日服1汤匙;用少量开水烊化后服用。

30.专翕大生膏

来源:《温病条辨》。

组成:麦冬200 g、乌骨鸡200 g、鲍鱼200 g、海参200 g、阿胶200 g、茯苓200 g、白芍200 g、莲子200 g、芡实200 g、人参(或西洋参)100 g、牡蛎100 g、羊腰子100 g、猪脊髓100 g、沙苑子100 g、白蜜100 g、枸杞子100 g、鸡子黄100 g、熟地黄300 g、五味子50 g、龟板100 g、鳖甲100 g。

制作方法:枸杞子炒黑,龟板、鳖甲熬胶。将人参(或西洋参)、牡蛎、羊腰子、猪脊髓、沙苑子、白蜜、炒黑枸杞子、麦冬、乌骨鸡、鲍鱼、海参、阿胶、五味子、熟地黄、龟板胶、鳖甲胶、鸡子黄按草本和动物类药物分成两锅,小火熬1日,去滓取汁,然后把方中的茯苓、白芍、莲子、芡实研成粉末,放入药汁中加热浓缩为膏即成。

功效:补血养肝,滋阴补肾,安胎。

主治:肝肾阴虚、血虚诸证引起的头晕目眩、心悸气短、疲乏无力、食欲不振、腹胀腹泻、月经失调等。

服用方法:每日服1汤匙,用少量开水烊化后服用。

31.五益膏

来源:《古方汇精》。

组成:玉竹500 g、蜜炙黄芪500 g、白术500 g、熟地黄400 g、枸杞子400 g。

制作方法:白术土炒,熟地黄、枸杞子酒洗,将玉竹、蜜炙黄芪、土炒白术、酒洗熟地黄、酒洗枸杞子用文火熬成膏。

功效:补肾益精,养肝明目,补血安神,生津止渴,润肺止咳。

主治:肝肾阴亏、腰膝酸软、头晕目眩、目昏多泪、虚劳咳嗽、消渴、遗精水肿尿少、出汗不止、气虚乏力、食少便溏、便血崩漏、子宫脱垂、久溃不敛、内热消渴、骨蒸潮热、盗汗遗精、内热消渴、血虚萎黄、心悸怔忡、月经不调、眩晕耳鸣、须发早白等症。

服用方法:每日早、晚各服用 6 g,用酒或开水 1 杯,调下。

32.燮理十全膏

来源:《重庆堂医学随笔》。

组成:人参(潞党参、西洋参酌宜代用)90 g、炙黄芪 90 g、白术 180 g、熟地黄 240 g、当归身 60 g、白芍 60 g、川芎 60 g、炙甘草 30 g。

制作方法:将炙黄芪、白术、熟地黄、当归、白芍、川芎、炙甘草加水煎煮 2 次,2 次药液兑在一起。人参(可酌情用潞党参、西洋参代替)单独煎 2 次,和上述药液混合熬膏,将成时加入鹿角胶、龟甲胶收膏,冷却后盛干燥瓷器(或玻璃瓶)内,窨去火气。

功效:平补阴阳,调和气血。

主治:阴阳失调、气血不和。

服用方法:每次 10～15 g,每日 3 次,白开水冲服。

33.滋营养液膏

来源:《三家医案合刻》。

组成:女贞子 120 g、橘红 120 g、桑叶 120 g、熟地黄 120 g、墨旱莲 120 g、白芍 120 g、黑芝麻 120 g、枸杞子 120 g、鲜菊花 120 g、当归身 120 g、黑豆 120 g、南烛叶 120 g、玉竹 120 g、茯神 120 g、阿胶 90 g、蜂蜜 90 g、沙苑子 60 g、炙甘草60 g。

制作方法:上药除阿胶、蜂蜜之外加水,用小火熬成膏,加入阿胶、蜂蜜,熬匀后收膏,冷却后瓷缸贮存。

功效:峻养肝肾。

主治:肝气不和致头晕、耳鸣,久不愈。

服用方法:每次 15～18 g,每日清晨 5～7 时用开水冲服,空腹服。

(二)清热膏方

1.浮萍煎膏

来源:《太平圣惠方》。

组成:浮萍 1 000 g、川升麻 500 g、黄柏 1 000 g、甘草 500 g。

制作方法:将上述诸药加水熬沸去滓,加入蜂蜜收膏,盛入可密封容器。

功效：清热降火。

主治：心火上炎、口舌生疮等症。

服用方法：每晨取 10 g，以温水化服。

2.酥蜜膏

来源：《鸡峰普济方》。

组成：生地黄汁 800 mL、饴糖 300 mL、蜂蜜 500 g、白糖 300 g、生姜汁 100 mL、酥油 90 g、川升麻 90 g、鹿角胶 90 g、杏仁 90 g。

制作方法：川升麻碾碎、杏仁捣碎成膏状后，与生地黄汁、饴糖、蜂蜜、白糖、生姜汁、酥油、鹿角胶同置于银器中以文火熬，不停搅拌，待浓度似膏状物时，用干燥的瓷瓶(或玻璃瓶)储存。

功效：滋阴退热，润肺止咳。

主治：肺脏虚热、咳嗽、咽干痛、唾脓血。

服用方法：每次 5 mL，咽喉部含服，不拘时候。

3.清空膏

来源：《兰室秘藏》。

组成：川芎 200 g、柴胡 300 g、炒黄连 450 g、防风 450 g、炙羌活 450 g、甘草 700 g、黄芩 700 g、炒黄芩 700 g。

制作方法：防风去芦后，与川芎、柴胡、炒黄连、防风、羌活、炙甘草、酒黄芩、炒黄芩共研为细末。

功效：清热祛湿，祛风止痛。

主治：治疗偏正头痛，年深不愈；湿热上壅损目、脑痛不止。

服用方法：每次服 4 g，在容器内加入少许茶，汤调如膏，睡前白开水送服。

4.坎离膏

来源：《万病回春》。

组成：黄柏 240 g、知母 240 g、生地黄 120 g、熟地黄 120 g、天冬 120 g、麦冬 120 g、杏仁 42 g、核桃仁 240 g、蜂蜜 500 g。

制作方法：天冬、麦冬、杏仁去心；核桃仁去皮尖，净仁，用水擂烂再滤，去渣。黄柏、知母加水煎至 800 mL 左右，去药渣；将天冬、麦冬、生地黄、熟地黄加入上述药液中，再加水 400 mL，煎汁留取药渣；将此药渣捣烂如泥，加水 400 mL 煎煮，将药汁过滤后加入前汁。将苦杏仁、核桃仁、蜂蜜加入上述药汁内，用文火熬成膏，干燥瓷罐贮存封口，将瓶身浸入水中去火毒。

功效：滋阴润肺，清热泻火。

主治:痨瘵发热,阴虚火动致咳嗽吐血、唾血、咯血、咳血、衄血、心慌、喘急、盗汗。

服用方法:每次 10～15 mL,每日 2 次,侧柏叶煎汤调服,空腹服。忌用铜、铁器盛放。

5.天真膏

来源:《幼科直言》。

组成:白术 480 g、炒白芍 120 g、北沙参 120 g、白茯苓 120 g、陈皮 120 g、牡丹皮 90 g、当归 60 g、蜂蜜 500 g。

制作方法:白术去节后,与炒白芍、北沙参、茯苓、陈皮、牡丹皮、当归共同砂锅内加水煎煮,去药渣,待汁液黏稠,再加蜂蜜,熬至数次沸腾,以入水不散为度。冷却后入干燥瓷器内收用。

功效:滋阴清热,行气消胀。

主治:小儿胀症,见四肢干瘦、肚腹肿硬、夜间发热或出盗汗。

服用方法:每次 5～10 mL,不拘时候服用,白开水调服。

(三)祛痰膏方

1.紫苏膏

来源:《博济方》。

组成:生地黄 300 g、生姜 200 g、天冬 500 g、麦冬 100 g、杏仁 300 g、紫苏子 200 g、牛蒡子 400 g、玄参 1 000 g。

制作方法:生姜与生地黄相和研,布绞取汁;杏仁研为细末;紫苏子炒后研为细末。上药加水熬沸去滓,加入蜂蜜收膏,盛入可密封容器。

功效:滋阴润肺,止咳化痰。

主治:肺阴亏损,虚劳致干咳、咳喘、咯痰等症。

服用方法:每日早晨取 10 g 以温水化服。

2.宁嗽膏

来源:《古今医鉴》。

组成:天冬 240 g、杏仁 120 g、贝母 120 g、百部 120 g、百合 120 g、款冬花 150 g、紫菀 90 g、白术 120 g、阿胶 120 g、白茯苓细末 120 g、饴糖 250 g、蜜 500 g。

制作方法:将天冬去心、杏仁去皮、川贝母去心后,与百部、百合、款冬花、紫菀、白术共切碎,用长流水 20 碗,煎 5 碗,滤渣再煎,如是者 3 次,共得药汁 15 碗,入饴糖、蜜,再熬,又入阿胶、白茯苓细末,和匀成膏。

功效:敛肺,化痰,止咳。

主治:阴虚咳嗽、火动咯血。

服用方法:每日早、晚各服用1次,每次服用三五匙。

3.二冬膏

来源:《摄生秘剖》。

组成:天冬500 g、麦冬500 g、蜂蜜500 g。

制作方法:天冬、麦冬去心后,入砂锅,水煎取汁,再将滓水煎,以无味为度,入蜜,熬成膏,盛入可密封容器。

功效:清心润肺,降火消痰。

主治:肺胃燥热致咳嗽痰少、痰中带血、咽痛音哑、虚损痰咳、烦渴热燥、咳逆上气、咽喉疼痛、燥渴音哑、燥咳痰少、痰中带血、鼻干咽痛。

服用方法:每日早、晚各服用1次,每次10 g,用白开水化服。

4.加味清宁膏

来源:《何氏虚劳心传》。

组成:生地黄120 g、麦冬120 g、白花百合240 g、炙桑白皮90 g、山药180 g、桔梗30 g、炙枇杷叶240 g、橘红30 g、薏苡仁240 g、茯苓60 g、白芍100 g、炙甘草30 g、龙眼肉120 g、大枣180 g、饴糖500 g、白蜜500 g。

制作方法:生地黄酒拌略蒸、白花百合晒干、山药蒸熟、薏苡仁炒、白芍酒炒后,将白花百合、桑白皮、山药研细,生地黄、麦冬、桔梗、炙枇杷叶、橘红、薏苡仁、茯苓、白芍、炙甘草、龙眼肉、大枣切碎,水浸后煎煮,纱布滤去药渣,如此3遍,将所滤汁液混匀,加热浓缩,下入饴糖、白蜜,俱煎极熟收之。

功效:补阴清肺,益脾降气。

主治:阴虚咳嗽、多痰或干咳、痰血红或纯血。

服用方法:时时挑置口中噙化或白汤调服,临卧及睡觉噙之更佳。

(四)温里膏方

1.大圣膏

来源:《鸡峰普济方》。

组成:厚朴60 g、大腹皮60 g、枇杷叶60 g、半夏60 g、人参60 g、生姜6 g。

制作方法:厚朴、大腹皮、枇杷叶、半夏、人参等分研为粗末,生姜去皮,切为片后加入药末,一处捣烂,和做两枚铜钱那么大的饼子,焙干。

功效:益气健脾,温胃止呕。

主治:脾胃虚弱、中脘寒冷、呕吐痰涎不止。

服用方法:每次 1 饼加水煎煮,滤去药渣热服,不拘时候服用。

2.人参膏

来源:《小儿卫生总微论方》。

组成:人参 150 g、滑石 150 g、广藿香叶 150 g、丁香 3 g、炙甘草 60 g。

制作方法:人参去芦、广藿香叶去土后,与其他药物研为细末,用炼蜜黏合成黄豆大小贮存。

功效:益气健脾,温中降逆。

主治:小儿脾胃虚冷、乳食不化、吐逆连并、不喜乳食。

服用方法:每次 1 g,每日 3 次,米汤送服。

3.款冬花膏

来源:《杨氏家藏方》。

组成:款冬花 150 g、紫菀 150 g、百部 150 g、人参 300 g、白术 300 g、炙甘草 300 g、炮姜 300 g、蜂蜜 500 g。

制作方法:人参去芦后,与紫菀、百部、白术、炙甘草、炮姜共切碎,水浸后煎煮,纱布滤去药渣,如此 3 遍,将所滤汁液混匀,加热浓缩,下入蜂蜜,搅拌均匀,慢火浓缩至稠膏,盛入可密封容器。

功效:温肺散寒,止嗽化痰。

主治:肺气虚寒致咳嗽不止、痰唾并多、吐血、咯血、劳嗽。

服用方法:每日早、晚各服用 1 次,每次 10 g,用白开水化服。

4.加味苍术膏

来源:《医学入门》。

组成:苍术 1 000 g、人参 200 g、生地黄 300 g、熟地黄 300 g、黄柏 300 g、远志 300 g、杜仲 300 g、川芎 300 g、核桃肉 300 g、川椒 300 g、补骨脂 300 g、当归 300 g、墨旱莲 300 g、姜汁 200 g、青盐 100 g、白蜜 500 g。

制作方法:将苍术、人参、生地黄、熟地黄、黄柏、远志、杜仲、川芎、核桃肉、川椒、补骨脂、当归、墨旱莲切碎,水浸后煎煮,纱布滤去药渣,如此 3 遍,将所滤汁液混匀,加热浓缩,下入姜汁、食盐、蜂蜜,搅拌均匀,慢火浓缩至稠膏,盛入可密封容器。

功效:补火助阳,益气养精。

主治:男子精冷绝阳,妇人胞冷不孕。

服用方法:每日早、晚各服用 1 次,每次 10 g,用白开水化服。

(五)治燥膏方

1.通声膏

来源:《备急千金要方》。

组成:五味子 150 g、款冬花 150 g、通草 150 g、人参 150 g、细辛 150 g、桂心 150 g、青竹皮 150 g、石菖蒲 100 g、杏仁 100 g、白蜜 1 000 g、枣膏 1 000 mL、姜汁 1 000 mL、酥 5 000 mL。

制作方法:杏仁磨成泥与五味子、款冬花、通草、人参、细辛、桂心、青竹皮、石菖蒲加水煎煮 3 次,滤汁去渣,加入姜汁、枣膏、白蜜、酥,调和成膏。

功效:补益肺气,润燥通声。

主治:咳嗽语声不出;暴嗽失声,语不出;胸中满闷;久病肺虚、风邪传肺及久嗽所致音喑。

服用方法:每日服 1 汤匙,用少量开水烊化后与大枣 2 枚一同服用。

2.百花膏

来源:《严氏济生方》。

组成:款冬花 500 g、百合 500 g、蜂蜜 500 g。

制作方法:将款冬花、百合切碎,水浸后煎煮,纱布滤去药渣,如此 3 遍,将所滤汁液混匀,加热浓缩,下入蜂蜜,搅拌均匀,慢火浓缩至稠膏,盛入可密封容器。

功效:滋阴润肺,化痰止咳。

主治:喘嗽不已或痰中有血。

服用方法:每日早、晚各服用 1 次,每次 10 g,用白开水化服。

3.琼脂膏

来源:《医学正传》。

组成:鹿角胶 150 g、生地黄 500 g、白蜜 500 g、生姜 100 g。

制作方法:生地黄、生姜捣取汁,大火煎煮,后下鹿角胶,最后加入白蜜收膏,盛入可密封容器。

功效:补血滋阴,润燥通便。

主治:血虚引起的皮肤枯燥、消渴、大便秘结。

服用方法:每次服 1～2 匙,空腹温酒调下。

4.润肠膏

来源:《古今医统大全》。

组成:威灵仙 200 g、生姜 200 g、真麻油 100 g、白沙蜜 200 g。

制作方法:鲜威灵仙、生姜捣汁后,与真麻油、白沙蜜入砂锅搅匀,慢火煎如饧收贮。

功效:润肠通便。

主治:嗝噎、大便结燥、饮食良久复出。

服用方法:时时以匙挑服之。一料未愈,再服一料。

(六)其他膏方

1.助胃膏

来源:《洪氏集验方》。

组成:人参 15 g、白术 15 g、甘草 15 g、干山药 30 g、檀香 3 g、乌梅肉 15 g、白豆蔻仁 15 g、砂仁 15 g、干木瓜 30 g。

制作方法:上述诸药共研为细末,炼蜜为膏。

功效:消食,驱虫,清热,祛风,生津。

主治:小儿胃气虚弱、津液不足、食欲减退、口渴。

服用方法:每次服如黄豆大 1 丸,空腹时嚼服或用温水吞下。

2.人参白术膏

来源:《育婴秘诀》。

组成:人参 500 g、白术 500 g、白茯苓 500 g、山药 500 g、莲肉 500 g、山楂肉 350 g、当归 250 g、炒麦芽 250 g、泽泻 250 g。

制作方法:白术土炒、莲肉去心后,与人参、白茯苓、山药、山楂肉、当归、炒麦芽、泽泻共研为细末,炼蜜为膏。

功效:健脾理胃,消食化积。

主治:脾胃虚弱、肌肤瘦怯,欲成疳。

服用方法:米饮化下。

3.琥珀茯苓膏

来源:《古今医统大全》。

组成:人参 100 g、陈皮 50 g、当归 150 g、茯苓 200 g、琥珀 50 g。

制作方法:人参另煎取汁,琥珀研粉,先将陈皮、当归、茯苓同煎浓缩成膏,倒入人参药汁、琥珀粉,加蜂蜜收膏,盛入可密封容器。

功效:镇惊安神。

主治:精神失守,渐成心风。

服用方法：每日服 2～3 匙，不拘时候，最好睡前服之。

4.金樱膏

来源：《古今医统大全》。

组成：人参 60 g、金樱子 2 000 g、枸杞子 120 g、薏苡仁 150 g、山药 60 g、杜仲 120 g、芡实 120 g、山茱萸 120 g、益智仁 30 g、青盐 9 g、桑螵蛸 60 g。

制作方法：采霜后红色成熟的金樱子去刺，切开去子，捣碎煎煮，去掉汤汁，将药渣榨汁干用，熬成膏，即为金樱子膏。杜仲用姜汁炒、桑螵蛸用新瓦焙燥后，与枸杞子、薏苡仁、山药、芡实、山茱萸、益智仁、青盐同熬 2 次，去药渣；人参另煎 2 次，将 2 种药液兑在一起熬成膏，和金樱子膏对半和匀，即为金樱膏。冷却后装入干燥的瓷瓶中保存。

功效：健脾补肾，涩精止遗。

主治：虚劳遗精、白浊。

服用方法：每次服 1 汤匙，每日 3 次，空腹时用白开水冲服。

第三节　江浙膏滋方渊源及应用

一、江浙膏滋方渊源

江浙地区有着悠久的服用膏滋方传统，膏滋方是中国养生文化和江南地域文化结合的产物。开膏滋方对医师极具挑战性，不仅考验医师的中医造诣，而且考验医师的传统文化修养，还对医师的药学水平提出了较高要求。江浙地区中医药文化底蕴深厚，在中医界素有“吴中医学甲天下”的美誉，多数医家善用膏滋方进行治疗，为膏滋方在江浙地区的流行奠定了基础。

膏滋方组方复杂，而且膏内常含名贵补虚之品，价格高昂，制作的过程也十分复杂讲究，因此在古代膏滋方于江浙富庶地区更为流行，广大的群众知道膏滋方、服用膏滋方的情况并不多见。清末民初以后，社会开放，膏滋方开始被普通百姓所知，只不过选材范围比较小、质量比较普通，但由此激发了群众智慧，如没有足够的胶，就用猪骨髓、牛骨髓、狗骨髓代替，或者熬些素膏，用蜂蜜、白糖、梨汁等收膏，以减少药材的种类，尤其是降低细料的使用。膏滋方由此成为江浙地区的特色之一。

膏滋方因为价格高、制作费时、技术要求高，在群众心中的形象高贵，能够彰显药店整体的实力，又因为利润丰厚，药店往往也愿意对此进行更多的投入，药工更愿意花时间去细心打磨、钻研、精益求精。总之，膏滋方在药店经营中占据独特地位。江浙医学流派中龙砂医学流派代表人物柳宝诒更是让龙砂膏滋得到了新的发展，使之成为龙砂医学流派的学术特色之一，他认为："万物所藉以生养者，太和元气也。天时人事，或失其和则病矣。医药者，将以调其不和者，俾得致其和也。"故为其药店取名致和，制作膏滋药。致和堂膏滋方因其严谨的配方原则、精良的制作工序及卓著的治病疗效而远近闻名，2010年"致和堂膏滋药制作技艺"入围国家级非物质文化遗产名录。

二、江浙各医学流派膏滋方应用

(一)吴门医学流派

1.起源

吴中历史源远流长，建城2 500多年以来，文化积淀十分深厚。公元前11世纪，商代末年，周太王之子泰伯、仲雍从中原来到其时俗称荆蛮之地的长江下游江南一带，他们带来的中原文化与吴地土著文化交融，这是吴文化的起源。吴王修建都城以后，吴中迅速成为江南一带政治、经济、文化中心，促进了吴文化的进步发展。先辈们在这里留下了丰厚的文化遗产，有古城名镇、园林胜迹、街坊民居，以及丝绸、刺绣、工艺珍品等丰富多彩的物质遗产，又有昆曲、苏剧、评弹、吴门画派等门类齐全的艺术遗产。文化心理的成熟、文化氛围的浓重、文化底蕴的深邃和文化内涵的丰富是吴门医学流派形成的基奠。吴中地灵水秀、人文荟萃，明朝杨循吉在《苏谈》一书中记载了浙江浦江(今金华)名医戴思恭是吴门医学流派形成的引导者。戴思恭不辞劳苦，徒步到浙江义乌朱丹溪门下求教，学成后来到吴中悬壶行医。吴中儒生王仲光，因钦佩戴思恭的医术而向他请教学医之道，研究朱丹溪的医案，医术大进，终以医名驰誉吴中。由此可见，吴门医学流派的鼻祖应是金元四大家之一的朱丹溪。元末明初时期，意大利旅行家马可·波罗曾到过苏州，在其游记中提到苏州"医士甚众"。期间，明朝正德年间御医、院判薛立斋校注王伦的《明医杂著》，精通内、外、妇、儿各科，成为明代吴门医学流派医家(简称吴门医家)之代表。明末清初，更有以王履、吴又可、叶天士、薛雪为代表的吴门医家创立的温病学说的形成，是吴门医学流派发展阶段的鼎盛时期。清乾隆嘉庆年间，吴中名医唐大烈将吴中地区的31位著名医家的医论杂著汇编成《吴医汇讲》11卷，刊刻印行，从此吴门医学流派名称盛行于世。

2.特点

(1)地域性:吴门医家主要集中在以苏州为中心的江南一带。明代的苏州已成为中国的经济、文化、医学的中心,这片既古老又现代的富庶之地,孕育了名重天下、精彩纷呈的吴文化,吴门医学流派便是吴文化中的一朵奇葩。

(2)名医众多:从起始至今,吴中历代都出现过出类拔萃的名医,有史记载的医家有1 200余人,其中家族式的传承很多,亦有皇家御医、中医官等达百人之多,如吴门医家渊源人物,如戴思恭、王仲光、韩奕等;温病学说人物,如王履、吴有性、叶天士等;吴中世医,如葛氏世医、郑氏妇科、韩氏世医、裴氏儿科、闵氏伤科、金氏儿科、尤氏针灸等;苏州儒医,如薛生白、徐灵胎、章太炎等;吴门御医,周广、盛寅、钱瑛等。

(3)名著荟萃:历代吴门医家都坚持注重整理临证医案并著书立说,为后世留下了大量珍贵的书籍资料,体现了吴门医家的传承睿智和整合中医药资料的思想。目前,历经朝代更迭、传承至今的能够供现代人学习的保留完善的中医学著作依然很丰富。据不完全统计,历代吴门医学流派古籍530多种,其内容包含了中医学的多个方面,影响力纵贯着过去、现在乃至未来。正因为历代吴门医家的这种著书、重视传承的做法,使得如今的每一位中医药人依然能读经典、悟妙道,这正是当今中医药人应该感恩先贤的地方。现如今苏州市吴门医派研究院(设于苏州市中医医院)主要工作内容之一就是依托苏州市中医医院图书馆近万册的医学著作,在编写图书目录的基础上,整理和传承吴门医学流派优秀的著作。

(4)温病学说:首先,将温病从伤寒中独立出来,纠正了前人的错误,补充了前人在理论上的空白,使温病的治疗摆脱了《伤寒杂病论》的束缚,这本身就是一种巨大的理论创新。其次,吴有性创造性地提出戾气通过口鼻侵犯人体,使人感染瘟疫,科学地预见了传染病的主要传播途径是从口鼻而入,奠定了中医传染病学的基础。最后,温病辨证论治的纲领是叶天士提出的卫气营血辨证,补充了传统的六经辨证和八纲辨证的内容,为中医诊断学的发展做出了突出的贡献。由于这些吴门医家的贡献,温病学说从病因、病机到辨证施治有了较为完整的理论体系,对中医学的发展具有巨大的贡献。温病学说于相当长的时期内,在抗感染治疗方面居世界科技领先的地位。

(5)络病理论:络脉是中医基础理论的组成部分,对络脉病变的描述初见于《黄帝内经》,后张仲景在《伤寒杂病论》对络脉有了更为详尽的论述,而清代医家叶天士在《临证指南医案》中提出了“久病入络”“久痛入络”等千古名论,引领着络病的临床诊治。叶天士将通络药物应用于具体病案中，提出了诸多的通络治法。后人在叶天士等人的研究基础上，继承和发展了现代络病理论，将络病理论与人体的免疫系统、心血管系统、运动系统等紧密的联合在一起，全面地从人体的微结构来认识络病发生与发展，为多种的疑难病提供了新思路、新方法。

(6)胃阴学说理论：叶天士在《临证指南医案》有云“纳食主胃，运化主脾，脾宜升则健，胃宜降则和”“太阴湿土，得阳始运，阳明阳土，得阴自安，以脾喜刚燥，胃喜柔润也”，认为脾胃虽同属中土，但两者不能混为一谈。将脾胃分而论之，这是胃阴学说的关键点，并由此提出甘凉柔润、滋养胃阴的学术观点，改进了李东垣刚燥温升、健运脾阳理论的偏颇。

吴门医学流派理论内容极其丰富，通过历代吴门医家有序的传承和不断的努力，最终使得这一中国古代著名的医学流派得以传承至今。同时，吴门医学流派在其他传统医学上也有涉猎，例如在仲景学说的研究、杂病证治的探讨方面，还有派外、妇、儿、针灸等方面，亦提出了大量蕴含着吴门医学流派特点的治法、理论。由此可见，吴门医学流派并非中医内科一门，而是涵盖了中医临床各科，包含外、妇、儿、针灸、伤科等各个学科。吴门医学流派长期以来积累了丰富的临床经验，造福广大患病的人群，为百姓的健康做出了巨大贡献。吴门医学流派的学术成就至今仍指导中医临床实践，是中医学不可磨灭的瑰宝。

3.膏滋方特点

(1)主滋补肝肾阴精：吴门医家师承朱丹溪一脉，朱丹溪提倡阳有余阴不足，因此吴门医学流派也以存阴为告诫，这对后来温病学派的出现也起了重要的引导作用。其膏滋方补虚药居多，其中多补气养阴；药性寒温并重，药味主甘，甘寒养阴，甘温益气而促化阴；用药主归肝、肾二经；常用药中也多滋补肝肾之药，其中重用生地黄与熟地黄，可见其膏滋方重补肝肾阴精。生地黄甘寒而养心肾之阴，熟地黄则为“补肾家之要药”，其性微温，味甘，归肝、肾经，可滋阴补血、益精填髓，常用于肝肾阴虚、腰膝酸软、须发早白等虚劳之证。中医学认为，精是生命之根本，肾主藏精，主一身阴阳，五脏之阴，非肾阴不能滋；肝藏血，精血同源，相互资生。因此，吴门医学流派重滋护肝肾、保阴精，肝肾阴精充沛，则元气生发之源不竭，既可抵抗疾病，又预防邪气侵犯，亦体现其固精以守神的精神养生法则。

(2)善保津气兼以清热：吴门地区作为温病学派的诞生地，温病思想更是吴门医家的学术结晶体现。温邪易化热耗津伤阴，故顾护津液是温病的另一治疗原则。温邪感病，自口鼻而入，必先伤肺，所以医家多重护肺津，如膏滋方用药居多的生地黄、茯苓、人参和白蜜，即为琼玉膏的组成，主治气津不足，肺燥干咳；叶天士又认为“吴湿邪害人最广”，吴地人尤易感湿热之邪，其病在脾胃，湿热伤阴，进而对脾胃阴津的顾护也越来越受到医家重视，吴门医学流派膏滋方补虚药以补气药居首，盖气能生津，亦可摄津，说明吴门医家善益气以保津。吴门医学流派膏滋方重清热药的运用，清热也可顾护阴津，体现其对中医清法的灵活运用。因此，保津气兼以清热为吴门医学流派膏滋方的又一用药规律。

(二)孟河医学流派

1.起源

孟河医学流派是近300年来逐渐形成的江南地区一大地域性医学流派，其业绩彪炳、文化底蕴深厚、流派色彩明显、学术成就突出，是历史影响深远的地域性流派，也是学术流派研究的重要组成部分。

长江流域历来是中华民族文化的摇篮，更是中医药兴旺发达、学术流派争奇斗艳的地方。常州地处长江之滨、太湖之畔，位于长江三角洲腹地。孟河之名源于唐代常州刺史孟简拓浚河道，它原是武进的一条运河，镇因河得名，孟河镇北临长江，是常州市的西北边陲。孟河镇地理区位条件独特，地处在两座山之间，形成了“东山对西山，两山夹一城”；北抵长江，南接京杭大运河，连接两大水系，水路发达，交通便捷，居沪宁线之中，与全国闻名的吴门医学流派同在一省，距离很近，为孟河医学流派的诞生提供了地理优势。

孟河医学流派以自己特有的文化底蕴，经过与其他文化碰撞、浸润、涵容、交流，不断得到新的发展和升华。孟河医学流派医家(简称孟河医家)绝大多数是典型的儒医，其中以儒通医者占有很高的比例，他们或先儒后医、医而好儒，或儒而兼医、亦儒亦医。丁甘仁在《诊余集》序中说：“吾吴医学之盛，甲于天下，而吾孟河名医之众，又冠于吴中。”中国医史学家陆锦燧在《香岩经》曾说：“江浙间医家多以治瘟病名，独武进孟河名医辈出，并不专治瘟症，由是有孟河医学流派、叶派之分。”从费氏第五代医家入载地方志这一事实表明，乾隆年间才开始有孟河医家的报道，至嘉庆年间孟河才逐步形成地方性医学学派。

2.特点

(1)深厚的中医学术修养：孟河医学流派虽称为一个医学流派，但并不是各承家技，因循守旧。孟河医家大多能够熟读经典，博采众家之长，具备了扎实的中医知识功底，不论《黄帝内经》《难经》《伤寒杂病论》《金匮要略》《温病条辨》、金元诸家，以及后世各科各派的学术都能兼收并蓄、融会贯通，殊非执一隅之偏而敝帚自珍者可比。从孟河医家的著作来看，涉及经典、方剂、药学、脉诊、舌诊、内科、外科、妇科、儿科、喉科、外感、内伤等各个方面的学术内容，甚至吸纳了西方医学中的部分理论。以上这些都说明，孟河医学流派是开放的、包容的医学流派，其深厚的中医学术修养正是孟河医学流派兴盛的内在基础。

(2)师古而不泥古：孟河医家学识渊博，又主张师古而不泥古。临证讲究灵活变通，其遣方用药，绝非照搬古方，往往根据患者病情、体质、时令、节气、环境、地域等情况随机应变。如清代王洪绪所著《外科证治全生集》为明清间外科三大派之一，颇具权威性。马培之著《马评外科证治全生集》一册，大胆地指出了王氏在某些理论上的谬误和证治方面的不当，还增入了自己的治疡经验心得。

(3)摒弃狭隘的门户观念：孟河医学流派能够摒弃门户之见，在学术上并不封闭和保守。费、马、巢、丁等各家族既有世袭传承，不同家族之间亦颇多交流切磋，故能得到整体性的提高。如马培之得祖父马省三之真传，又师从费伯雄，得到了其学术上的真传；丁甘仁始受业于圩塘马仲清，又拜一代名医马培之为师，并与费伯雄的门人、族兄丁松溪切磋医术，复从巢崇山习外科，在上海还受教于安徽伤寒大家汪莲石，集诸家之长，终成一代名医。孟河医家择徒范围不只局限于家族内部，对于外姓弟子门人的培养，孟河医家并不保守，在传道授业上均一视同仁，故孟河医学流派外姓弟子中有些亦成为名医大家，如邓星伯、贺季衡、余听鸿等，使孟河医学流派的学术得以广泛地传播和发扬。比如常熟名医余听鸿早年为孟河天宝堂药店学徒，费兰泉见其聪颖好学，即将其收于门下，倾囊相传，亦成长为一代名医。

(4)临证擅长治疗各科疾病：孟河医家医理精熟，临证时分科并不明显，大多兼擅内、外、妇儿、针灸、喉科等。如费伯雄长于内科，以擅治虚劳闻名，但观其医案，外科、眼科、喉科、皮肤科、妇科、儿科无不涉及。马培之不但精于外科、喉科和针灸，而且精于内科。巢家擅长内、外科，尤善用刀圭之术治疗肠痈。丁甘仁以治疗猩红热闻名沪上，兼精外、喉科，旁及内、妇、儿各科。

(5)治法灵活多样，注重临床实效：孟河医家注重临床实效，不尚空谈，以治法灵活多样著称。孟河医家著作中记载之丸、散、膏、丹各种成药，以及内、外、妇、儿各科方剂有数千首之多，其治法之多样、用药之广泛，难有与其比肩者。孟河医家对外科证治有许多特色之处，大多可自制各类外科用药，如外用敷贴膏药、油膏敷药、药线、散药、吹喉药等；还擅长刀圭之术，常采用火针穿刺法治疗肿疡，排除脓血以消肿疡，用以代替外科手术刀，其特点是穿刺创口小而深、排出脓血通畅、收口较快、肌肤表层无瘢痕。孟河医家治疗内、外疾病，提倡内服药与外用药配合使用，总以获效灵捷为目的。

3.膏滋方特点

（1）和缓醇正：孟河名医费伯雄提出“和法缓治”，随后的孟河医家将其继承和发扬。费伯雄强调“去芜杂归醇正，寓神奇于平淡”，其中所谓“醇”者，“在义理之得当，而不在药味之新奇”；所谓“和”者，强调不用、少用猛峻之剂；所谓“缓”者，强调不贪急切之功。故“和法缓治”的核心是指用药治病以“和缓”为贵，以脏腑阴阳气血调和、机体康复为目的，临证选方用药时尽量注意选择性能平和之品，以缓慢图治而取功。费伯雄自制方剂近 200 首，选用药物表面看起来多是平和之药，剂量也多较轻，虽然看似比较平淡，但是绝非不求有功但求无过，而是为了能更好地治疗疾病。丁甘仁强调临证用药要估计患者体质强弱之别，轻病用轻药而轻不离题，重病用重药而重不偾事。两者同义也。

（2）顾护脾胃：一味蛮补，除造成浪费之外，轻者腹胀、便溏、纳呆，重则便黑出血，湿重和脾胃本虚之人尤应注意。孟河医学流派膏滋方用药药味主甘、苦，《素问·脏气法时论》曰：“肝苦急，急食甘以缓之”“脾欲缓，急食甘以缓之，用苦泻之，甘补之”“脾苦湿，急食苦以燥之”，故甘能缓肝、缓脾、补脾，苦能燥脾、泻脾，膏滋方同时选药足见孟河医学流派膏滋方对肝脾调补的重视。全国名中医单兆伟在膏滋方选药时尤为注意顾护脾胃，如选用太子参、炒白术、山药等清补之品益气健脾，气阴兼顾无滞气之弊；用南沙参、北沙参、麦冬、玉竹等清养之品润养胃阴，为防腻滞不行注意少用厚味重浊之品；行气忌破气之品，喜用佛手、绿萼梅等理气而不伤阴之品。可见孟河医学流派膏滋方并非唯虚是补，医家亦擅用膏滋方调肝健脾以畅气血，补调相合。因为一味地盲目滥补，反会伤害机体，导致气血阴阳失衡、脏腑功能紊乱，使疾病加重或再生变故。

（3）顾护气阴：孟河医学流派膏滋方补虚药中更重补益气阴之药，与其调治的主要病证相符。药性主温、寒，药味主甘、苦，合则甘温益气、甘寒养阴以补助气阴，苦温燥湿、苦寒清热以顾护阴液；膏滋方常用药也多择补气养阴之药，收膏药物首选益气养阴的冰糖，可见其膏滋方和缓平补，着重于补气与养阴。

（三）龙砂医学流派

1.起源

江苏省江阴市华士镇位于江阴市东部，东接新桥镇、张家港市，南邻祝塘镇，西至周庄镇、祝塘镇，北靠张家港市。华士古称花市，逐步演变为华市、华墅。华士坐拥白龙山、砂山，故又称龙砂。在清乾隆至嘉庆年间，龙砂出现了一批有名望的医家，清人姜成之收集他们的医案并编成《龙砂八家医案》，全书以杂病及时症医案为主，记载了他们很多用药平和却出奇制胜的案例，反映了当时龙砂医学流派诊治疾病的理法、方药思想和用药特点，即“用药平和”之显奇效，这对当地后人治病用药有相当大的影响。

2.特点

(1)五运六气理论：龙砂医学流派最鲜明的特点在于重视五运六气理论的研究与运用。龙砂医学流派将五运六气理论应用于临床，以分析病机，预测疾病转归、预后。根据值年五运六气特点调整用药思路，提高临床疗效。该医学流派杰出代表承淡安将五运六气理论应用于针灸治疗撰写了《子午流注针法》，现代龙砂医学流派医学的代表夏桂成国医大师擅长五运六气理论在妇科临床的运用，治愈无数患者不孕、闭经等疾病，龙砂医学流派医学柳宝诒四传弟子、现龙砂医学流派传承人顾植山教授对五运六气学说的研究在现代中医界具有很大影响。

(2)六经理论及经方：龙砂医学流派医家(简称龙砂医家)对张仲景《伤寒杂病论》的六经理论及经方亦十分重视，如龙砂医学流派医学章巨膺、柳宝诒等强调用伤寒六经理论辨治各种外感病，据《黄帝内经》释《伤寒杂病论》，用《伤寒杂病论》六经看温病。现代传承人黄煌教授秉承龙砂前辈使用经方的经验，以方证与药证为研究重点，善于辨体与辨证相结合，提出了“方证相应”等学说。龙砂医学流派传承人顾植山运用三阴三阳开阖枢及六经欲解时理论指导六经辨证和经方运用，扩大了经方应用范围，对临床具有实际指导。

3.膏滋方特点

(1)善平补气血：龙砂医学流派膏滋方补虚药以补气药和补血药为主，其常用药中也多用益气养血之品，当归、熟地黄、茯苓、白术、白芍、甘草等的使用频次均靠前，其大致符合八珍汤的组成，可见龙砂医学流派膏滋方偏于对气血的调补。膏滋方用药寒温并重，多入藏精血而司气的肝、肾、肺三经，肾藏精，而精为血之所成；肝藏血，调节一身之血，并可助肾精化血；肺主气，治理一身之气，肾又为气之根，是以膏滋方平补气血之效突出。收膏主用阿胶补血。

(2)运用五运六气理论：龙砂医学流派重视五运六气理论，亦将其融入膏滋方中，形成了其独树一帜的流派风格。冬季以封藏为本，冬至前后，人体阳气开始生发，发挥气化作用，即物质能量化生能力逐渐增强，为进补的最佳时间，故而龙砂医学流派提倡冬令以膏滋方进补，这体现了因时制宜原则和特色。龙砂医学流派医学在此基础上对于膏滋方的运用更为细致，根据昼夜晨昏对人体的影响而按时进膏。

(3)独特制膏工艺:柳致和堂膏滋方制作始于清代。清光绪十六年(1890年)江阴名医柳宝诒开设致和堂药店,制作膏滋方。致和堂膏滋方是根据具体病情而进行配方并制作,既可一味单方,又可用复方,处方注重配伍,关注药物与药物之间出现的相互作用,以更好地发挥药物的作用而增进疗效,减轻和消除不良反应。在治疗方法上,致和堂膏滋方利用单方药简功专且针对性强、复方药宏效广等特点,照顾复杂的疾病证候,根据具体病证辨证处方。

(四)山阳医学流派

1.起源

山阳,即今江苏省淮安市,原名山阳县。淮安的政治、经济、文化的发展促进了医学的兴盛。淮安的中医源远流长,历代名医辈出,上可追溯至汉代,至清代时发展至鼎盛状态。据不完全统计,历代名医约有230多人,医学著作有80多部,在学术上各有建树。尤其是清代著名温病学家吴鞠通《温病条辨》问世以来,影响巨大,山阳医学流派医家(简称山阳医家)奉为圭臬,私淑者众多。这使当地医学得到空前的发展,造就了大批名医和医学世家,形成了以吴鞠通为宗师的山阳医学流派。自此以后,淮安名医辈出,清末刘金方名噪淮扬,高映青善治温病、妇科病及伤寒杂症。民国初,淮安出现诸多中医世家,治疗温病、伤寒,以及内、外、妇、儿、喉等科各有专长,且门徒众多,其中张治平擅治温病,时称苏北"三大名医"之一。

山阳医学流派以吴鞠通为宗师,以治温病为特色,后人多有阐发,但各家临床各科均有独到经验,值得整理与挖掘。研究山阳医学流派,除了研究吴鞠通的《温病条辨》《吴鞠通医案》《医医病书》外,其他医家的众多文献也当重视,特别是一些手抄孤本,甚至医案手迹,应当抓紧整理并编纂出版,并在文献整理的基础上,进一步研究和挖掘山阳医学流派的学术思想与临证经验。

2.特点

(1)精研温病,完善温病学说:淮安地处南北交界处,是环境与交通的交汇中心,邻近江海,多发水患、疫病,也因此出现该地医家大都精通温病的现象。吴鞠通潜心多年,在继承仲景六经辨证、叶天士卫气营血辨证、刘河间温热病机及吴有性的温疫学说等理论的基础上又有发挥,历时15年编撰完成了《温病条辨》,创建了完整的治疗温病的理法、方药理论体系,进一步完善了温病学说。自此以后,山阳医家奉为圭臬,以吴鞠通为宗师,以治温病为特色而名扬医界,如清末刘金方名噪淮扬,被列为"淮扬九仙"之一;张治平擅治温病,时称苏北"三大名医"

之一。

(2)医家著作在民间流传广泛:山阳医家的著作大多以抄本形式在门人弟子或民间医家之间进行流传,在淮安及周边地区具有广泛的影响力,如吴鞠通的《吴鞠通医案》《医医病书》,还如刘金方与弟子将个人经验及家传验方、医案共同整理成的《临症经应录》,在当时几乎被所有山阳医家传抄诵读。李厚坤精于温病,在《温热条辨》的基础上编写了《温病方歌》与《温病赋》,以供门徒后人学习诵读。韩达哉拜师李厚坤,曾考取太医院院士,撰有《医学摘瑜》一书,在当时流传甚广且获得了较高的评价。医家们学验俱丰,习以将他们的经典之作相互传授,也因此造就了一批又一批山阳医学流派名家。

3.膏滋方特点

(1)重补肾固精:山阳医学流派以吴鞠通为宗师,而吴鞠通作为继叶天士、薛生白等人之后的温病学派代表人物,也以保精护阴作为治疗原则之一。山阳医学流派膏滋方主入肾经,用药首重补虚药,次重固精收涩药,皆说明其补肾固精的用药特点。肾属下焦,吴鞠通认为"治下焦如权,非重不沉",即对于下焦病证的治疗要以"重"为用,使之直入下焦滋补肾阴。山阳医家擅遣用药剂量较大、煎煮时间较长、主为重镇滋填厚味之品的膏滋方以填补下焦之虚。肾为五脏六腑之本,五脏虚损,穷必及肾,故扶正当先固肾保精,这亦体现其扶正固本的养生原则。

(2)善养血补血:山阳医学流派善于用膏滋方来养血补血,常用药中也多为养血补血药,可见膏滋方侧重补血而使血足气旺。医学流派代表人物吴鞠通在其传世著作《温病条辨》中尤善用膏滋方调治妇产科疾病,调理冲任来保胎,因此山阳医学流派偏重膏滋方对肝血的调补。同时,根据中医学"精血同源"理论,补血亦可养精,这与其偏重补肾固精亦相吻合。

(五)金陵医学流派

1.起源

晚清民国时期,中医发展困难,但这并没有浇灭中医界仁人志士振兴中医的迫切愿望。那时候的社会环境对中医学的发展很不利,内有反中医人士的否定、攻击,甚至谩骂,旧政府的错误方针引导,外有西方医学的强势介入。但是,当时的中医界同仁并没有屈服于这样的现实,而是开启了一系列的中医自救运动。江苏省作为有着优良中医学术氛围和文化氛围的大省,一向医家众多,医学流派林立,在那个特殊的年代也和全国各界中医人士一起肩负起了捍卫中医、发展中医的重任。当时的南京作为民国首都，历史上是钟灵毓秀、虎踞龙盘之地，和江苏中医的悠久历史一脉相承，是一座充满了中医氛围的学术之城，也是近代中医自救的重要根据地。

民国初年，南京中医界筹备成立了南京医学会，登记的会员就有200人。当时著名的医家就有被尊称为“三卿一石”的随仲卿、朱子卿、武复卿和王筱石，世人皆称为四大名医。民国时期，南京城名医荟萃，学术氛围和群众基础雄厚，兴盛时期有当时首都南京的“首席名医”、金陵医学流派创始人张简斋，“国医泰斗”张栋梁，随仲卿之子随翰英，与“三卿一石”媲美齐名的金陵名医杨伯雅，当时并称“金陵四大家”。他们在全国中医药界地位显赫，且一直在秦淮河夫子庙附近行医、教学，当时由他们为主创建的中央国医馆、中央国医院和国医传习所奠定了我国近代中医诊疗、研究和教育模式的基石，在全国中医药界形成了独树一帜的金陵医学流派，确定了南京在近代中医发展史中的突出地位。金陵医学流派也正是在民国时期中医自救运动过程中，众多金陵地区医家不断奋斗的成果，它的形成是当时的中医药界的一项盛事，也为整个近代中医的发展贡献了自己力量。

2.特点

(1)辨证细腻，精于立法：张简斋等明清和民国的名医治疗内、妇、儿科杂病，辨证十分细腻。从邹伟俊编著的《张简斋医案》中不难看出，张氏对于多种内科杂症辨证分型都十分详尽，立法选方也很细致，如张简斋治疗妇科杂病共有疏和调经法、生血通经法、温补涩带法、温养毓麟法、和中安胎法、疏肝散结法，软坚消瘤法、摄血止崩法、温经止痛法、产后调理法十大法则。张简斋治疗腹泻在《张简斋经验处方集》中也记载有解表和里法、胜风淡渗法、解热治利法等方法。

近代金陵医学流派医家(简称金陵医家)傅宗翰一向以辨证细腻、分型合理而称著。傅宗翰治疗顽固性低热，辨证时注意病情的微小差异，分伤暑、阴邪郁遏、阴阳失调、正虚四大类，以及暑热、暑湿、伤暑、风湿、湿热、瘀血、营卫不和、肝郁、阴虚、血虚、阳虚等十一型，确实符合临床实际，学习后确能提高辨证施治水平，也反映出傅宗翰临证思路开阔、辨证细致入微的特点。

南京国医传习所毕业的师传弟子、南京市中医院首任院长张仲梁运用丹栀四物汤、姜桂四物汤、桃红四物汤、乌香四物汤、金铃四物汤、参芪四物汤、芪升四物汤、地蒿四物汤、夏陈四物汤、柴壳四物汤、二妙四物汤、二仙四物汤、二子四物汤等13张四物汤加减方，灵活用于贫血、血小板减少性紫癜、白细胞减少症、眩晕、胸痹、胃痛、腹痛、单纯性肥胖症、低热证、神经衰弱、汗证等多种内科病，以月经先期、月经后期、月经不定期、月经过少、月经过多、闭经、痛经、阴道炎、盆腔炎、不孕症等多种妇科病的血热证、血寒证、血瘀证、气滞证、血虚证、气血两虚证、气虚证、气不摄血证、虚热证、痰阻证、肝郁证、湿热证、肾阳虚证、肾阴虚证等，从另一个侧面反映了金陵医学流派传人辨证细腻，精于立法，善于选方遣药的特色。

(2)用药轻灵简便：历代金陵医家均主张“用药如用兵”，在“精而不在多”，欣赏“四两拨千斤”“轻可去实”。其临床开方用药主张轻灵简便，反对运用大处方、大剂量，同时也主张该重则重、该轻则轻，尤其对于功能性疾病、失眠、郁症等疾病，反对下猛药用重剂。金陵医学流派认为，胃是气机升降的枢纽，用药过重，剂量过大，则药汁也多，在胃中停留时间过长，不利于气机升降，胃病难愈。

金陵医学流派的前辈及传人还特别关注老年患者、婴幼患儿，以及肝、肾功能不全之患者用药问题。如老年患者因脏腑组织结构和生理功能均有不同程度减退，有的甚至合并多器官较重疾病，会影响中药在体内的吸收、分布、代谢及排泄。老年患者用药应酌情减量，主张从最小剂量开始，逐渐增加，对毒性中药不可多服、久服；对婴幼患儿用药药量宜轻，宜选用轻清之品，慎用大苦、过辛、大寒、过热、攻伐或猛烈的中药，处方中宜佐以健脾和胃药，还应忌用过于滋补之品；对于肝功能不全患者，即使病情需要运用雷公藤、黄药子、苍耳子、千里光、艾叶、苦杏仁、苦楝子、石榴皮、地榆、蟾蜍、斑蝥、蜈蚣、朱砂、雄黄、密陀僧、铅丹等，包括外用在内，均应尽量避免使用；对于肾功能不全的患者，因中药外用或内服后，中药代谢和排泄受到障碍，可能会引起蓄积而加重肾功能损害，故对雷公藤、川乌、草乌、益母草、麻黄、蓖麻子、北豆根、巴豆、苍耳子、土荆芥、斑蝥、蜈蚣、蜂毒、雄黄、朱砂、马兜铃、天仙藤、寻骨风一定要忌用。

(3)处方用药处处顾及脾胃：金陵医学流派奠基人张简斋受脾胃名家李东垣影响颇深，他治病用药时处处注意顾及脾胃，认为脾胃乃人体后天之本、气血生化之源，人体五脏六腑、肢体五官的濡养皆依赖脾胃之运化。脾胃健则气血充足，正气旺盛，便可抵抗外邪的侵袭；脾胃功能失常则气血失其生化之源，正气便无力御邪。

(4)洋为中用，西为中用，衷中参西：近代已故的几位金陵医学流派大家，有张简斋等民国名医的嫡传弟子，如傅宗翰、濮青宇、侯席儒、曹渭渔、汪六皆、王问儒等人；也有从南京国医传习所走出的师传弟子，如张仲梁、丁泽民、谢昌仁、曹光普、姚伯藩、沈济时、严筱乡等10多位中医。他们之所以能成为金陵医学流派的名医大家与南京国医传习所的课程设置和名师教诲完全分不开的。南京国医传习所的课程设置是以中医为主、西医为辅，是一所中西合璧的中医院校，充分显示了金陵医学流派不断探索、积极开放、意识超前的思想，已经具备了现代中医药大学教育的雏形。凡从南京国医传习所毕业、结业的医师，因为他们系统学习了中医经典著作和方剂、药物等基础理论，以及解剖生理学、病理学、诊断学、急性传染病学等必要的西医课程，不但培养了超前意识，还打下了扎实的理论基础，所以在日后的临床实践中能成名成家。

张简斋嫡传弟子傅宗翰更是为免疫性疾病、结缔组织疾病等疑难疾病的辨证与辨病结合做出了表率。他倡导现代中医医师要学好现代科学，要洋为中用、西为中用、衷中参西；他力荐合理运用现代检查手段来帮助中医提高疾病诊断水平，一直主张利用现代科技和生命科学研究成果及手段来发展金陵医学流派、发展中医学。同时，傅宗翰等老一辈近代金陵医学流派大家又反复告诫后辈，中医不能被西化或不中不西。

(5)倡导治未病：金陵名医十分重视治未病，倡导了多种养生保健方法。如张简斋曾提出“既病防变，先安未受邪之地”的理论，重视饮食护胃，情绪调摄。张简斋的关门女弟子王问儒一直提倡在用药物治疗的同时，重视养生、保健、食疗、药膳的应用，认为这对提高人体免疫功能、加强抗病防病的能力、预防疾病产生有重大意义。王问儒对太极拳、八段锦、五禽戏等传统健身气功评价极高，她平时坚持做内养功、小周天功、大周天功等气功，以及摩头、抬腿、蹲步、摇身等养身小动作；对食养、食疗、食补及药膳也十分推崇，认为有防病治病、延年健身功效。

3.膏滋方特点

金陵医家的膏滋方病案相对偏少，但其用药所涉功效仍广泛多样，说明其膏滋方用药全面、综合调治。金陵医学流派膏滋方用药补气为主，药性偏温，药味偏甘，主要采用甘味之冰糖收膏，可见其膏滋方益气扶正之功，这与其主要调治病证相符；同时膏滋方择药主入肝经和肺经，肝主升发而肺主宣降，二者共调人体气机升降运动，说明其在补益同时注重气机调畅，使其滋补不滞。根据用药结果，其膏滋方中活血化瘀药多选择丹参、鸡血藤等行中寓补之品，化瘀而不伤正；利水渗湿药多用薏苡仁、茯苓、茯神等，既具行水之效，又具健中之功；化痰药选用贝母，清化同时润肺；收涩药选取莲子肉、肉豆蔻、五味子等补涩兼施之药。故金陵医学流派膏滋方以益气扶正为主，同时多选取补攻同用之味，而慎用峻猛伤正之药，补调相合。

第四节　致和堂龙砂膏滋方医案节选

一、选自《柳致和堂丸散膏丹释义》

(一)龟鹿二仙膏

人身以精、气、神为三宝。凡精不足者,补之以味。鹿得阳气最全,通督脉而足于精,故能多淫而寿。龟得阴气最厚,通任脉而足于气,故能伏息而寿。二者为血肉有情之品,得自然之气化,竹断竹续之意也。人参清食气之壮火,枸杞滋不足之真阴。是方也,阴阳无偏胜之忧,气血得平和之美,由是精生而气旺,气旺而神昌,庶几得龟鹿之年矣,故曰二仙。

龟版胶(三斤半)、鹿角胶(七斤)、人参(一斤)、枸杞子(二斤)。

将龟鹿二胶熬烊,入人参、枸杞子煎膏,每服三钱,温酒送下。

(二)人参回生丹

此方催难产、定血运,确有神功。盖难产皆由气滞不宣,血运每由恶露瘀塞,下气行血两意均重。其方药多至三十余味,难免凌乱,而其制法极精,大意以大黄之行血为主,制以红花、苏木、黑豆,约之以米醋,欲其入血而不伤元气也。再佐八珍以扶正气,复以苍术、香附、橘红、青皮、木香、羌活、乌药、良姜入气分以行气,蒲黄、灵脂、延胡、桃仁、乳香、没药、地榆、山棱入血分以行血;加马鞭、秋葵入奇经以通窍;牛膝、木瓜入肝肾以和络;萸肉扶少阳生气,益母致厥阴新血,合群策群力以图大功,而临产诸证,可以通治矣。

云茯苓(一两)、人参(二两)、白术(一两)、茆术(一两)、熟地(一两)、五灵脂(五钱)、地榆(五钱)、当归(一两)、香附(一两)、延胡(一两)、马鞭草(五两)、桃仁(一两)、牛膝(一两)、蒲黄(一两)、木瓜(三钱)、益母草(二两)、乳香(三钱)、没药(二钱)、乌药(二两五钱)、木香(四钱)、黑豆衣(三升)、萸肉(五钱)、白芍(五钱)、橘红(五钱)、山棱(五钱)、炙甘草(五钱)、川芎(一两)、羌活(一两)、秋葵(三钱)、青皮(四钱)、高良姜(四钱)。共晒干,先用米醋九斤和大黄末一斤,黑豆汁、红花三两煎汁,苏木三两煎汁,同熬膏,加蜜打丸,每重二钱七八分,每服一丸。

二、选自《惜余医案》

(一)内伤杂病门

病案一

徐向来营血不充,不能滋养肝木。木燥则化风生火,上逆不静。兼以气分郁阻,木失条达之机,横克胃腑,故腹痛攻撑,少纳易胀。此气血两虚而又两窒。疏之则其克消,补之又恐其壅阻。拟方养血滋肝,畅气和胃,两层兼顾,或不至有偏胜之虞。

全当归(炒黑)三两、白芍(土炒)三两、生地(砂仁末一两炒松)三两、于术(生打)一两五钱、木香八钱、菊花一两、党参三两、香附三两、石决明(醋煅)二两、青皮一两五钱、丹参三两、竹茹二两、川断三两、丹皮二钱、枣仁三两、石斛(蒸软)二两、陈皮(盐水炒)二两、生炙甘草(各)四两、川郁金一两五钱。煎汁烊入阿胶二两、文冰五两收膏。

病案二

蒋眩晕耳鸣,头中烘热,木火上升,风阳旋扰。惟舌苔中心黄腻,脉象弦滑,邪火上壅,兼有痰热上浮之象。于清泄肝火中,当兼和胃。

羚羊角、川连、丹皮、黑山栀、菊花、茯苓、刺蒺藜、半夏、枳实、生甘草、白芍、牡蛎、竹茹、陈皮。

二诊:用清肝化痰之剂,风阳较定。惟脉象数弦搏指,邪火上壅,未能柔和。拟以前方增损,参入清胃之品,亦培土御木之意。

北沙参、羚羊角、牡蛎、白芍、丹皮、于术、刺蒺藜、薏苡仁、茯苓、陈皮、川连、竹茹、半夏、首乌藤。

三诊:风阳稍定,但胃气未清,时有嘈绞之象。左脉浮数,右脉仍弦,苔腻微黄,肝火与痰浊阻结中焦。再予和胃清肝。

川石斛、麦冬、半夏、薏苡仁、茯神、黑山栀、丹皮、川连、橘红、枳实、牡蛎、菊花。

四诊:肝火初平,胃浊未清。养肝清胃,两意兼重。

党参三两、于术一两五钱、川石斛三两、麦冬一两五钱、川连三钱、枳实七钱、当归身二两、白芍三两、半夏三两、刺蒺藜三两、菊花一两、栀子仁二两、石决明(盐水炒)八两、炙甘草六钱、牛膝二两。煎汁,加蜜收膏。

病案三

张阴气内虚,肝阳升扰。晚热少寝,鸣眩心悸,皆肝肾阴亏之症。惟木气升则气机易于逆窒，故兼有脘闷络痛之候。调治之法，总以养阴为主，而清肝火、和肝气，随时增损可也。兹因脉象左虚，右手稍带浮数，先拟煎方，兼清气火。

生地、刺蒺藜、西洋参、瓦楞子、白薇、白芍、黑山栀、丹参、橘白、枣仁（猪胆汁炒）、枳实、竹茹、麦冬（川连二分入内扎好）、首乌藤。

服后如仍然脘闷，加首乌；火甚，加羚羊角。

膏方，用滋养息肝法：生地、白芍、制首乌、甘杞子、菟丝子、潼沙苑、制蒺藜、菊花、天麻、石决明、牡蛎、麦冬、西洋参、龙眼肉。

煎取浓汁，加入阿胶；再酌加白蜜收膏。

（二）类中门

某向患风阳扰越，时作晕眩。近来肢麻头重，痉掣忡悸。病情偏于右手，兼以嘈杂梗逆，木火扰及肺胃。前人论风病，每以右手属痰，参观体质，近年转觉丰腴，其属气弱痰壅，盖无疑义。以内风易动之体，复挟痰火以助其势，恐有外中之虞。急予息肝化痰，疏气和络，庶不失曲突徙薪之意。

党参三两、刺蒺藜三两、白芍三两、当归身三两、牡蛎八两、丹皮二两、僵蚕一两五钱、橘络一两、生地六两、旋覆花二两、首乌四两、茯神三两、远志三两、磁石四两、石斛二两、枸杞三两、牛膝二两、郁金一两、菊花一两五钱、竹茹二两、枣仁三两（川连三钱煎汁拌收炒黑）。

上药煎汁沥清，冲入竹沥十两、姜汁一两，文火慢收，烊入阿胶三两、熟蜜十两，收膏。

（三）痿痹门

戴营阴不足，肝血素亏，近因泻痢，脾胃两困，肝木横克，中土受戕，脉象虚软弱数。好在虚能受补，可用培补肝肾，健脾泄木，清养胃阴之法以膏代煎，缓缓调之。

党参、西洋参、生熟地黄（各）、天冬、甘杞子（酒炒）、于术（蒸熟炒）、山药、白芍、金石斛、木瓜、川怀牛膝（各）、砂仁、潼刺蒺藜（各）、蜜麦冬、菟丝子（酒炒）、当归身（蒸熟炒）、陈皮。

上药如法制炒，煎汁滤清，烊入阿胶（四两），炼蜜（八两），酌加冰糖收胶。

（四）咳喘门

周咯血之后继以咳逆，两月不止。刻诊脉象虚数而急，舌光尖红，已见金损营伤之象。古人治虚证多以保元、建中为主，诚以损及中气，即投药亦难奏效也。幸此证纳谷尚佳，中气可恃，所虑脉数过甚，阴气有就涸之势，肺脏有日燥之虞。

兹拟以保元为佳，佐以清肺育阴。冀其脉数渐退，方可渐图恢复。

吉林参、炙甘草、绵芪、生地、白芍、蛤壳、白薇、百合、天冬、燕窝、枇杷叶。

另：青蒿露一两，冲服。

二诊：前方用保元法，佐以清肺育阴，咳嗽内热均能就减，惟脉象虚数未退，当六至有余。凡阴虚之证，皆因营气虚涩而起，渐至营行日迟，卫行日疾，而内热生焉。愈迟则愈涩，因之脉象愈速。古人论虚证，每以脉数之进退，为病之轻重，职是故也。此证纳谷尚佳，中气未坏，尚有立足地步，可图恢复。姑予大剂养阴和营，仍合保元之意。望其脉数渐缓，方有把握。

吉林参(煎冲)、绵芪、炙甘草、生地、枣仁、阿胶、白芍、柏子仁、丹皮、麦冬、百合、薏苡仁、牡蛎、白薇。

另膏方：枇杷叶 20 片、通草五钱、橘络八钱、竹茹一两、南沙参三两、西洋参一两煎汁，沥清十碗，加鲜生地汁四两、麦冬汁一两五钱、人乳一碗、白蜜一两、梨汁两碗，熬膏，加冰糖、川贝(一两，去心，研细)。

(五)失血门

曹浊痰蕴留于肺，咳逆胸痛，痰黏音破，病已年余，肺金受伤已甚。而脉来短数且弦，热邪仍未清泄。姑予疏化法，以肃肺金。

鲜沙参、冬瓜仁、川贝、蛤壳、丹皮、百合、竹茹、旋覆花、马兜铃、石斛、薏苡仁、蝉衣、桑白皮、芦根。

二诊：咳逆音破，金体先伤。近吐瘀紫浊痰，胸胁板痛，脉象浮软细数，左手较大，舌底色绛，气息短促。病因邪热留于营络，与肺金所蕴之痰浊纠结薰蒸，津液被其消烁，化为浓浊。证情与肺痈相似，而图治不同。刻下阴液已伤，瘀热未净，当先清养肺阴，疏泄瘀热。

鲜生地、细生地、鲜沙参、薏苡仁、冬瓜仁、桃仁、旋覆花、蛤黛散(包)、桑白皮、丹皮、川贝、忍冬藤、瓜蒌仁、枇杷叶、芦根。

三诊：痰红虽止，而肺阴被烁，难能遽复。脉数微弦，舌红目黄，内蕴之浊热，熏蒸于肺胃者，犹有留恋之象。拟以肃肺养阴为主，佐以清泄浊热。

马兜铃、阿胶(蛤粉拌炒)、北沙参、麦冬、生地、忍冬藤、川贝、白薇、牡蛎、枇杷叶、丹皮。

另：琼玉膏(附方)一两，开水送下。

琼玉膏，出自《洪氏集验方》录申铁瓮方：生地黄、茯苓、人参。

(六)虚损门

病案一

钱先患咯血,营阴亏损,复因时感邪热,肺胃之液亦伤。咳必气喘,晚热盗汗。脉象细虚而数,舌苔光绛不润,营阴之损象日深。下滋肝肾,上养肺胃,是属一定之理。惟食少便溏,上损及中矣。又当参入培土之意。方为稳妥。

北沙参、麦冬、生地炭、白芍、百合、牡蛎、白扁豆、山药、霍石斛、薏苡仁、白薇、炙甘草、燕窝、丹皮。

另:琼玉膏(方见失血门)每服四钱,临卧枇杷叶汤送下。

二诊:养阴清热,兼培中土,阴热似乎稍减。惟内热盗汗咳嗽便溏,肺胃之液、肝肾之阴,均难遽复。且中气虚陷,大便不实,凡凉润之剂,尤宜酌用之。拟以培土生金为主,兼用滋摄法。

党参、沙参、山药、扁豆、薏苡仁、麦冬、五味子、燕窝、白薇、丹皮、霍石斛、生地、蛤壳、胡桃肉。

病案二

居咳嗽而兼泄泻,一年未愈。肺阴为湿热浊痰所伤,而舌红咽干;肺移热于大肠,澼泄无度,脉形虚数,有金伤虚损之虑。

南北沙参(各)、紫菀、马兜铃、百合、桑白皮、丹皮、阿胶(蛤粉拌炒)、蛤壳、枇杷叶、麦冬、苡仁。

另:琼玉膏每服两许,开水送服。

二诊:前与清肺养阴,咳嗽稍减,而阴伤不复,内热脉数。仍当清养肺胃为主。

北沙参、百合、麦冬、白芍、蛤壳、阿胶(蛤粉同打)、生熟苡仁(各)、川石斛、炙甘草、生地、茯苓、枇杷叶、红枣、干荷叶。

三诊:得清养肺胃,澼泄略止,而痰咳内热未减,脉形细数,肺胃阴液俱亏。法当清养。

金石斛、玉竹、阿胶(蛤粉拌炒)、生地、丹皮、南北沙参(各)、麦冬、马兜铃、百合、白薇。

(七)汗证门

方病后营阴未复,稍涉劳动,即觉内热盗汗,舌红脉数,皆营血偏虚之象。方以滋养营血为主,稍佐清阴可也。

生地、当归身、白芍、丹皮、白薇、菟丝子、女贞子、牡蛎、枸杞子、刺蒺藜、丹参、陈皮、生鳖甲、党参、麦冬、砂仁。

煎汁沥清，文火慢熬，烊入阿胶三两、白蜜十两成膏。每晨空心，开水冲服。

(八)遗精门

病案一

中气不足，湿痰易聚，脉象左手弦数，时有梦遗。此木火为湿所阻，不能疏越而陷注耳。黄坤载氏谓土湿水寒，则木气不柔，郁陷生火，与此证病机恰合。仿其法立意。

人参、白术、茯苓、半夏、陈皮、炙甘草、干姜、白芍、丹皮、川柏、瓦楞子、牡蛎、竹茹。

二诊：湿痰中阻，相火不得疏越，中焦多痰，下焦遗泄。用六君法，佐以清摄肾气之品，作丸缓图之。

党参三两、野于术三两、茯苓四两、盐半夏一两五钱、陈皮一两、砂仁一两、川柏(盐水炒)一两、菟丝子三两、丹皮一两五钱、杞子二两、莲子三两、芡实三两、熟地五钱、炙甘草四两、山药四两。

上药为末，金樱子膏，白蜜和丸，每空心盐汤下。

金樱子膏，又名金樱子煎，出自《普门医品》：金樱子。

病案二

某遗泄频仍，肾不交心为心悸，肾不涵肝为晕眩。阴虚阳亢，脉偏弦数。治以清养。

白芍、陈皮、炙龟甲、首乌藤、丹皮、西洋参、黑穞豆、抱木茯神、川石斛、生绵芪、煅牡蛎、桑螵蛸。

另：金樱子膏，冲服。

(九)疟疾门

病案一

汤素系脾阳不旺，湿痰日停，继而木气不舒，郁而化火，复感时邪，发为三疟。一月以来，未得畅汗，其伏邪无从透达。此系木气不畅，湿痰阻遏所致。当先破气疏湿，俾得气畅湿化，其邪可得外达。惟舌苔黄浊，边尖红滑，阴气暗耗，恐其舌苔退后即起痞腐。渐见阴竭之象，又宜预为设法。未识有益病机否。

豆卷、石斛、于术、淡苓、枳实、川朴、西洋参、郁金、赤苓、通草、瓜蒌皮、茅根、二稻叶。

二诊：昨进疏浊养阴等法，大便通泄，痰浊有降下之象。惟舌苔光红，口渴引饮，阴液有虚涸之象。脉弦滑带郁，气机尚形窒滞，痰浊尚未尽净，养阴之品尚难专用。病虽不重，而用药殊难着手。拟方于养阴法内，仍参疏化之意。冀得气机流畅，痰浊消化，方可专进补益。

西洋参、金石斛、麦冬肉、鲜生地（苏叶同打）、淡芩、枳实、生甘草、天花粉、黑山栀、白薇、瓜蒌皮、茅根、甘蔗浆。

三诊：汗出至脐，上脘之气得畅，胃纳可以渐旺。舌质深红，舌苔光剥，今日较润，阴液有来复之机。惟虞（注：忧虑）疟痰之邪，留于阴分，未能尽达；痰浊之阻于腑中，未能清泄。拟方于养阴法内仍当兼理，俾得邪浊尽净，则纳谷渐增，阴液之来源日充，尚何有疳腐之虑哉！

西洋参、鲜生地（苏叶同打）、生枳实、半夏、白薇、茅根、麦冬、霍石斛、瓜蒌皮（元明粉同打）、黑山栀、通草、甘蔗浆。

四诊：疟疾得止，阴分之邪渐退，大便秘涩，胃气尚未清降。中焦之浊气，既不清泄，胃纳亦不能健旺。拟方清养胃液，降胃泄浊。

西洋参、生地、枳实、火麻仁、玄参、天花粉、霍石斛、淡芩、青皮、生甘草、瓜蒌皮、茅根、甘蔗浆。

五诊：大便畅行，垢色带黑，浊热渐次下泄。惟舌苔光红，中有裂纹，阴液亏损，非一时可复。刻下胃纳稍复，中焦有形之浊虽降，无形之热未息。宜养阴佐以清化。

西洋参、麦冬、玄参、生地、枳实、茅根、霍石斛、银花、天花粉、知母、牡蛎、甘蔗浆。

六诊：中宫浊热，尚未清化。舌苔光红较润，胃纳未旺，尚无正味。阴液非易生之物，浊热有留恋之机。务须再行清泄，胃纳可以渐增，则阴液可得而复也。

西洋参、知母、生甘草、瓜蒌仁、白薇、芦根、茅根、鲜石斛、天花粉、枳实、滑石、通草、甘蔗浆。

七诊：大便虽经畅泄，而浊热尚未尽净，故胃口不能渐佳。舌苔两边尚有黄浊，余俱光红干绛，阴液告竭之象，而养阴之品，尤宜偏投。况疟痰伏于阴分者，亦未一律清彻。拟甘寒清润法，三层兼理。

鲜生地（薄荷打）、鲜石斛、西洋参、瓜蒌皮、知母、天花粉、黑山栀、泽泻、麦冬、甘草、橄榄、芦根、茅根、甘蔗浆，陈粳米煎汤代水。

膏方：西洋参、北沙参、炙鸡内金、麦冬、生地、丹参、鳖甲、穞豆衣、银花炭、陈皮、川石斛、泽泻、白芍、天冬、生甘草、生谷芽、刺蒺藜、熟地，白冰糖、清阿胶二味收膏。

病案二

刘起由疟邪内陷，渐致寒热往来，经停盗汗。刻诊，脉软细而数，左手带弦，脐右瘕痛日作，舌尖红苔黄，泄泻纳少，指浮肿。统观脉证，因邪陷而阴伤，因阴伤而营损，为最重者。刻已损及中焦，不能多进滋补。用药殊难为方耳。

全当归、生地炭、于术、青蒿、白薇、丹皮、砂仁、带心竹叶、甘蔗浆、茅根，陈米煎汤代水。

另膏方：西洋参二两、穞豆衣三两、麦冬二两、鸡内金二两、丹皮二两、生地六两、北沙参三两、川石斛三两、泽泻二两、炙甘草二两、银花炭一两五钱、熟地四两、陈皮一两五钱、天冬二两、白芍二两、刺蒺藜三两。

文冰三两、阿胶四两，两味收膏。

(十)痢疾门

鱼痢久伤阴，兼以便血过多，左脉虚软，其营血之虚自不待言。惟每值劳苦动气，气坠愈甚，饮食失节亦然，是不但脾气虚损，并少阳生发之气亦形虚陷矣。拟方培补肝脾为主，佐以养阴和营。

党参四两、于术二两、当归身二两、白芍二两、生地六两、茯苓三两、绵芪四两、炙甘草一两、陈皮一两、山药三两、柴胡(醋炒)七钱、牡蛎八两、槐米二两、砂仁一两、丹皮二两、木香七钱、枣仁三两。

煎汁沥清，火熬收烊入阿胶(蒲黄炒)三两、冰糖十二两收膏。

(十一)肢体诸痛门

病案一

吴高年营液久耗，不能滋养筋络。肢节间时作掣痛，皮肤不泽，行动少健。当通利筋节，滋养营阴。

党参、熟地、归身(炒)、白芍(酒炒)、川断(酒炒)、巴戟肉(酒浸)、牛膝(盐水炒)、黄芪(炙)、杞子(酒蒸)、川牛膝、木瓜(酒炒)、菟丝子(酒蒸)、杜仲(酒炒)、砂仁(盐水炒)、沙苑子(盐水炒)。

煎汁熬收，烊化虎骨胶二两、鹿角胶二两、阿胶四两，再加炼蜜收膏。

病案二

杜肝木横逆，化火生风，挟痰瘀蒙扰神明。刻下大势已平，而胃气被其冲逆，不得下降。纳谷扰呕，脉象虚软而数，是土虚木乘之症。据述左胁块撑作痛，肝络不通，气瘀交阻。拟煎方以疏木降胃为主。另拟膏方，以疏化气瘀，俟呕止后服之。

川连(吴萸煎汁,拌炒)、姜半夏、陈皮(盐水炒)、太子参、白芍(土炒)、青皮(醋炒)、黑山栀(姜汁炒)、川贝、干姜(盐水炒)、枳实、竹茹(姜汁炒)。

(十二)妇人门

病案一

卞乳汁不充,乃胃气不能上蒸之故也。平时舌衄口碎,齿龈焮肿诸病,又属心脾郁热,燔于营分,浮于经络之象。舌苔剥脱裂痛,胃津亦伤。养之清之,须从心脾两脏一腑用意。

西洋参、北沙参、川石斛、麦冬、生地、炒丹皮、川连(酒炒)、甘草、玉竹、当归身(盐水炒)、穞豆衣、竹茹。

上药煎汁,滤清,熬收,烊化阿胶,冰糖收膏。

病案二

温脾土虚陷,湿热下注于奇经,则带下不止。病经数载,髓液均伤,腰脊酸楚,内热形寒,皆由乎此。刻诊脉象左手带数,右部虚软,少腹瘕撑脘腹,气闷作痛,癸水参差不期,又属肝脾不调,营气损窒之象。总之,肝肾奇脉,均因病久而虚,而脾胃气机,又因肝气不和而窒。愈延愈虚,势且渐入营损之途。刻下急当和畅肝脾,冀其痛止纳旺,再议调补下焦。

当归身(炒黑)、白芍(吴萸煎汁,拌炒)、炒丹皮、穞豆衣、煨木香、砂仁(盐水炒)、连皮苓、菟丝饼、制香附、于术、牡蛎、刺蒺藜、谷麦芽(各)、香橼皮。

二诊:带脉属脾,土虚湿陷者,每致带下不止。久则奇经髓液下注,故八脉均亏。况肝气不畅,则营气不调,而脾土愈困。刻诊脉象渐和,而瘕气不化。拟方和肝培脾,调固奇经。

于术(土炒)、当归身(蒸熟炒黑)、白芍(吴萸煎汁,拌炒)、川断(酒炒)、山药(土炒)、菟丝饼、茯苓、杞子(蒸炒)、车前子(盐水炒)、沙苑子、刺蒺藜、砂仁(盐水炒)、制香附(醋炒)、煨木香、丹皮炭。

上药为末,用生地煎浓膏,打糊为丸。

病案三

范脾土先虚,湿邪留滞,水谷之液,不能化为营血,乘奇脉之虚,下注而为带下。其发于经水之前者,因冲任气动,则奇脉亦因之下陷也。右关脉弦,中气不旺,左脉软弱,右脉数大,舌质偏红,乃营血不足。虚火易动之体,滋养肝肾,统摄奇经,此调经固本,一定之法。惟此证宜培脾利湿,兼固带脉,乃与病机有裨。

党参、于术、茯苓、炙甘草、生地、白芍、当归身、山药、木香、砂仁、川柏、薏苡仁、牡蛎、沙苑子、杞子、川断、菟丝子、银杏(炒香,打碎,绞汁,冲入)。

煎汁熬收,烊入阿胶三两,白蜜十两收膏。空心陈皮汤送下。

另:威喜丸、封髓丹(等分),空心,开水送下。

威喜门,出自《太平惠民和剂局方》:黄蜡、茯苓、猪苓。

封髓丹,《卫生宝鉴》:砂仁、黄柏、甘草。

病案四

石病后营阴不复,肝阳易于浮动,加以劳倦,脾土亦少健运,带下不已,阴液愈耗。平时见症,阴虚火动者居多。调理之法,以滋养潜息为主,佐以培脾。

党参、西洋参、生地、当归炭、白芍、于术、龙齿、牡蛎、丹皮、黑山栀(姜汁炒)、杜仲(酒炒)、茯神、枣仁(川连煎汁,拌炒)、陈皮、菟丝子(盐水炒)、山药(土炒)、沙苑子、砂仁。

煎汁滤清,熬收,烊入阿胶三两、炼蜜八两,酌和冰糖收膏。

[加减]:如带下不止,另用新制白带丸,盐花汤送下。

新制白带丸:柳氏自制方,方药待考。

病案五

米眩晕肢酸,内热惊惕少寐,皆肝失血养,木燥化火之病。血藏于肝,而生于脾。脾土先虚,湿热下注于奇脉之中,饮食所化之津液,皆变为带下之浊脂,则血无来源,肝阴焉得不虚?调治之法,固当滋养肝阴,尤宜兼培脾土,以补营血之源。拟膏方以归脾、养荣,两法增损。

党参、当归身(炒黑)、白芍(土炒)、炙甘草、于术、制首乌、茯苓、山药、生熟地(各)、枣仁(炒)、砂仁、远志炭、煨木香、菟丝子(盐水炒)、沙苑子(盐水炒)、刺蒺藜、黄柏(盐水炒炭)、牡蛎(盐水煅)、墓头回(此味不入煎剂,只可丸膏内用)。上药煎汁滤清,熬,烊入阿胶四两,炼蜜收膏。

病案六

刁阴气内虚,肝阳升扰。晚热少寐,鸣眩心悸,皆肝肾阴亏之症。惟木气升,则气机易于逆窒,故兼有脘闷络痛之候。调治之法,总以养阴为主,而清肝火、和肝气,随时增损可也。兹因脉象左虚,右手稍带浮数,先拟煎方,兼清气火。

生地、西洋参、瓦楞子(盐水煅)、白芍、丹皮(炒)、黑山栀(姜汁炒)、橘白(盐水炒)、刺蒺藜、枣仁(猪胆汁炒)、枳实、首乌藤。

膏方,用滋阴息肝法。

生地、白芍、沙苑子、刺蒺藜、制首乌、甘杞子、菟丝子、菊花、石决明、天麻、牡蛎、麦冬、西洋参(龙眼肉拌蒸)、制女贞、砂仁(盐水炒)。

上药煎取浓汁滤净，加入阿胶三两，酌加白蜜收膏。

病案七

欧种玉必先调经，兹经水如期，营分并无疾疴。前人谓痰阻子宫，奇脉气滞者，均于受胎有碍，用药即仿其意。

香附一斤（须用九制）、当归（炒）、川芎、川断（酒炒）、茯苓、菟丝子（酒炒）、枳壳（醋炒）、砂仁、川郁金、丹参、法半夏、牛膝（酒炒）、杜仲（酒炒）、桂心。

上药共为细末，用益母草膏化水泛丸，每服四钱。

三、选自《柳选四家医案》

（一）评选静香楼医案两卷

1.失血门

久咳见血，音喑咽痛，乍有寒热。此风寒久伏，伤肺成劳。拟钱氏补肺法，声出则佳。

阿胶、杏仁、马兜铃、牛蒡、薏仁、贝母、糯米。

又膏方：阿胶、贝母、甘草、橘红、杏仁、苏子、米糖、白蜜、姜汁、紫菀、木通、梨汁、桔梗、牛膝、萝卜汁、茯苓。

诒按：此正虚邪实之证，用药能两面兼顾，尚称稳适。

2.虚损门

络脉空隙，气必游行作痛，最虑春末夏初，地中阳气上升，血随气溢，趁此绸缪，当填精益髓。盖阴虚咳嗽，是他脏累及于肺，若治以清凉，不独病不去而胃伤食减，立成虚损，难为力矣。

熟地、金樱子膏、鹿角霜、五味子、湘莲子、萸肉、山药、茯苓、海参（漂净熬膏）。

上为细末，即以二膏捣丸。

诒按：此必有遗精、腰痠等证，故用药亦不重在咳嗽也。

（二）评选继志堂医案两卷

1.内伤杂病门

阳络重伤，咳无虚日，而于五更为甚，口干盗汗，溺赤便溏，脉数而身热，欲成损证也。咽中已痛，虑其加喘生变，权以清热存阴。

黄芩汤合猪肤汤加牡蛎。

再诊：所见病情，与前无异，喜食藕汁，咽中干痛稍轻，大便溏泄更甚。虽属肺热下移于大肠，而实则中气已虚，失其所守也。

六味丸加牡蛎、川贝、玄参、淡苓。

诒按：大便溏泄，虚证中所最忌者。此证始终大便不坚，故再三反复，终不复元也。

三诊：溏泄已止，咳嗽未除，咽痛盗汗，脉数。肺经尚有热邪。

补肺阿胶散加白芍、生地、淡苓、玄参、山药。

四诊：便泄稀，身热轻，咽喉干痛，亦渐向愈。而咳嗽腹鸣，神疲纳少，脉小带数。想是风热递减，气阴两亏，而脾中之湿，又从而和之为患。补三阴、通三阳之外，更以崇土化湿佐之。

六味丸加牡蛎、淡苓、于术、防风、陈皮、炙草。

诒按：阴虚而挟脾湿，阳虚而挟肺火，邪实正虚，彼此相碍。凡治此等证，总须权其轻重缓急，又须心灵手敏，方能奏效。若稍涉呆滞，则效未见而弊先滋。如此证屡用六味，虽于证情亦合，究嫌落笔太重，少灵动之机括也。

五诊：气阴得补渐和。不意又有燥风外感，袭入湿痰之中。微有寒热，咽痛咳嗽不止。权以清养法。

六味丸去萸，加桑叶、杏仁、陈皮、川贝、炙草。

六诊：发热恶风汗多，是属伤风之象。但伤于壮者，气行则已；伤于怯者，难免不着而为患也。大为棘手。

六味丸合玉屏风散，加桑叶、玄参、川贝、橘红、甘草。

七诊：多汗恶风之象渐轻，新风解矣。而咳嗽咽痛，大便溏，饮食少，仍是脾肺肾三脏皆虚之候。幸未气喘。

玉竹饮子(玉竹、茯苓、甘草、桔梗、陈皮、川贝、紫菀、姜)。

合猪肤汤、玉屏风散，加麦冬、山药。

八诊：脾虚则便溏，肺虚则咳嗽，肾虚则虚火上炎，咽喉干痛，脉弱无力，元气伤矣。急宜补气育阴。

人参、二冬、二地、黄芪、陈皮、阿胶、杏仁、百合、甘草。

诒按：此方究非便溏所宜。

九诊：精生于谷，肾之精气皆赖谷食以生之，而谷食之化，又赖脾土以运之。今便溏纳少，脾失运矣。急宜补脾为要。

都气丸合四君子汤、百花膏。

另八仙长寿丸，参汤下。

诒按：此方亦嫌少灵活之致。

又按：此证前后方案九则，议论颇有精当处。惟用药未能面面照顾，总缘阴虚而兼便溏，彼此相碍，难于安置妥贴也。

2.中风门

类中之余，足不任身，手难举物，尺脉无力。阴阳并弱。拟用河间地黄饮子法。

熟地、苁蓉、川附、牛膝、石斛、远志、巴戟、甘菊。

再诊：手之举动稍和，足之步履如旧。盖缘阳气难于充足耳。

六君子汤加熟地、巴戟、白芍、川附、虎骨。

又膏方：归芍六君子丸加虎骨、巴戟、菟丝、苁蓉、首乌、杜仲、萆薢。

三诊：足部有力，步履不艰，补方得力可知。仍以前法。

地黄饮子(地、巴、苁、萸、麦、斛、菖、苓、远、薄、味、附、桂)。去麦、味、菖，合异功散，加当归、芍药、蝎尾、竹油。

诒按：此病之由乎虚者，故用药专以补养收功。从前并未用疏风化痰之药，案中亦无见证。至末方诸恙就痊，而忽加蝎尾、竹油二味，想必另有风痰见证也。

3.失血门

咳嗽而见臭痰络血，或夜不得眠，或卧难着枕，大便干结，白苔满布，时轻时重，已病半年有余。所谓热在上焦者，因咳为肺痿是也。左寸脉数而小，正合脉数虚者为肺痿之训。而右关一部不惟数疾，而且独大独弦独滑，阳明胃经必有湿生痰，痰生热，熏蒸于肺，母病及子，不独肺金自病，此所进之药，所以始效而总不效也。夫肺病属虚，胃病属实。一身而兼此虚实两途之病，苟非按部就班，循循调治，必无向愈之期。

紫菀(一钱)、麦冬(二钱)、桑皮(钱半)、地骨皮(钱半)、阿胶(一钱)、薏仁(五钱)、忍冬藤(一两)、川贝(钱半)、蛤壳(一两)、橘红(一钱)、茯苓(三钱)、炙草(三分)。

诒按：论病选药，俱极精到。此方亦从苇茎汤套出，可加芦根。

再诊：诸恙向安，右脉亦缓。药能应手，何其速也。再守之，观其动静。

前方加水飞青黛(三分)。

三诊：右关之大脉已除，弦滑未化，数之一字，与寸相同，湿热痰三者，尚有熏蒸之意，肺必难于自振。

前方加大生地(蛤粉炒三钱)、沙参(三钱)、蜜陈皮(一钱)。

四诊：迭进张氏法，肺金熏蒸，日轻一日，金性渐刚，颇为佳兆。然须振作，以著本来之清肃乃可。

前方去薏米，加麻仁。

五诊:夜来之咳嗽,尚未了了。必得肺胃渐通乃愈。

前方去蛤壳、茯苓,加川斛、百合。

六诊:肺虚则易招风,偶然咳嗽加剧,而今愈矣。脉数右寸空大,阴气必虚。自当养阴为主;然阳明胃经,湿热熏蒸之气,不能不兼理之。

前方去百合,加知母。

七诊:右脉小中带数,肺阴不足,肺热有余;其所以致此者,仍由胃中之湿热熏蒸也。

前方加丝瓜络、冬瓜仁、苇茎。

八诊:肺属金,金之母土也;胃土湿热未清,上焦肺部焉得不受其熏蒸,所谓母病及子也。肺用在右,右胸当咳作疼。未便徒补,必使其清肃乃可。

前方加薏仁、杏仁。

九诊:来示已悉。因思动则生火,火刑于金则咳逆,火入于营则吐血。此十七日以后之病,失于清化,以致毛窍又开,风邪又感,咳嗽大作,欲呕清痰,血络重伤也。事难逆料,信然,悬拟以复。

桑皮、地骨皮、杏仁、甘草、淡芩、茅根、知母、川贝、苇茎、忍冬藤。

两剂后,去淡芩,加麦冬、沙参、生地。

又丸方:大生地、白芍、丹皮、泽泻、沙参、茯苓、山药、麦冬、阿胶,用忍冬藤十斤煮膏蜜丸。

原注:此病道理,尽具于第一案中。先生平日所言,起手立定根脚,以下遂如破竹。大约此病,拈定胃火熏蒸四字,方中得力尤在忍冬藤一味。

4.虚损门

阳络频伤之后,咳嗽痰浓,内热嗌干,脉芤数,左关独弦。此肝火刑金,金气不清之候,容易成损。慎之。

四阴煎加二母、羚羊。

另琼玉膏(地、冬、参、蜜、沉香、珀)。

原注:肝火刑金,于左关独弦见之,所以四阴更加羚羊。

四、选自《龙砂八家医案》

(一)戚云门先生方案

1.玉岐苏逸美

左脉细弦,右寸关短滑,睾丸漏卮有年,腰脊牵引酸痛,肾精肝血,已自内损。今食减咳逆多痰,脾肺之阳亦亏,先崇土固金,后用补益下焦之法。

煎方：人参、茯神、枣仁、麦冬、北沙参、芡实、枸杞、百合、枇杷叶。

晚服百花琼玉膏：大生地、枸杞子、麦冬、干百合、阿胶、款冬花，法制熬膏，滤清，入人参末一两，茯苓末一两半，琥珀末三钱，沉香末三钱，同炼蜜收贮磁器，用绵纸箬叶封固，隔汤煮一昼夜，再用冷水浸一宿，开水服。

2.城中刘声远夫人

右脉微弱，左弦细，木燥血枯，肾阴虚损，肝风内动，火灼津液，气壅生痰，阻塞隧道，机关不利，项强肢挛，筋脉不营，神倦流涎，语言艰涩。《黄帝内经》诸风掉眩，皆属肝木。木失水滋，母病而累及乎子也。顾质弱病延，大伤神气。治本则痰水未清，治表则本元耗散，风浮所胜，治以甘寒，中土不伤，标本兼施矣。

玉竹、钩钩、茯神、天麻、当归、白芍、牡蛎、炙草。

又神脉稍清，语言略爽，痰涎挛痛，仍复如前。经云：肝痹善痛，大筋软短，小筋弛张。肾痹善胀，尻以代踵，脊以代头。肝肾血痹，筋骨焉能流利。仍从前法加减，缓调多服为宜。

（早服）人参、玉竹、茯神、远志、牡蛎、钩钩、天麻、紫石英；（晚服）人乳、竹沥、姜汁、汁梨、桑枝嫩尖汁，各一小杯，煎膏调入血珀末二钱，羚羊角末二钱，胆星末二钱，同炼蜜二两，熬收厚，不拘时，开水冲服。

3.施村蒋献夫令郎

肾为藏精之府，木为相火之官，真阴亏，相火动，而梦泄不固，所谓精不能养神，阳虚阴必走也。夫耳者少阴少阳寄窍，脉络所主之地，精不守则龙雷不宁，上扰乎清空，以致耳鸣震动，上实下虚。法当厚味填阴，介类潜阳，取经义下病治下之旨。

紫河车、牡蛎、大熟地、龟胶、肉苁蓉、人乳粉、菟丝子、秋石、金樱膏、琐阳，蜜丸开水下。

(二)王钟岳先生方案

无锡上山朱大伦。

咳嗽半载，兼之脾不运化，金土二藏，皆虚可知也。所赖本质素足，未见其形色尽槁，虽虚阳上浮，咽燥音哑，似觉津液内夺，不过一时易退，而中土转运之轴失司，所必然也。然此时入秋燥令，火必伤肺，伤土不用事，脾土益衰，食不化而上泛，便则泄，咳则燥而内生烦火，此又必然也。大率治法，调金水两藏，抑肝培土，以复其元，约方之法，可附于后。虽未必有补天之力，方冀奏绩于将来。

川贝、麦冬（俱半炒）、茯苓、扁豆、广皮白、谷芽（炒）、南枣、枇杷、（又）琼玉膏、加减资生丸。

(三)孙御千先生方案

1.王仲良阳虚症

丁亥冬至前,王仲良患伤寒,宋朝宗用羌活冲和汤二剂不效。戚向书诊之,身热脉沉而头不痛,曰此少阴症,须服麻黄附子细辛汤,发表温经。连进三服,亦无效。盖因其人生意操劳过甚,又多外宠,胃中有寒湿宿病蛰藏,与乾健之阳,素已衰微不振,直宜少阴附子汤法,细辛麻黄,过于外散,尚非法也。次日再诊,其父缵臣初不为意,向书曰:脉中神情来往不续,病难收功。举家惊惶无措。请体乾曰:事虽急,速进大剂参附,犹可挽回。用附子五钱,人参二钱,日夜各一服不效,且神思散漫,口中白沫,勃勃上泛,进吴茱萸汤又不效,再拟方。

人参(四钱)、附子(五钱)、五味、龙骨、牡蛎、益智仁。

连进二剂,脉象或断或续,竟无寸功,招予同王履安、姜体乾戚向书四人共商,议用黑锡丹碾化,参汤调服。白沫始下,少顷复上,再服又止矣。煎剂仍以前方频服,无可更改,日夜服参三四钱,两日后脉象来复,有向安之兆。伊新亲唐叔文,竟邀陈杏三来看,用六君子汤加减一剂,次日脉右尺又断续,左关微弱如丝,涎沫又上,危症复见。仍守前法二日,脉续涎沫可咽,而疲倦不堪,反甚于病重时矣。此后症屡增屡退,计服黑锡丹九钱,人参三两余,后改用八味,从阴恋阳,膏子以平调上下,立春前始能起身,犹腹痛胀闷,进真武汤而泄泻胀宽,再以参剂调补平安。是症也,赖有向书之先识,体乾之主持,二人之功居多,而予与履安,商酌赞襄,他人不能生别议,方克起一生于九死,为无功之功也。

2.祝肇文夫人痉症

祝肇文之妻,王巷徐东旭孙女也,四月归家,患时症发斑。太叔岳宗圣,知医调治,先用荆防风栀豉,继进犀羚膏连生地诸凉剂,二候不退。肇文作札致施兄登士,请予往视,至巳二鼓矣。进诊面光亮,目赤神思瞶瞶,手频欲缩去,舌赤齿燥,问之微微有声。余知其痉厥将至,曰今已更深,且不服药,明早进视,已口噤目定齘齿,两手牵搐不定,身僵无汗,面赤如妆,脉弦大搏如指数,右洪大,刚痉之症悉具。此邪未发泄,凉剂遏之太多耳。为用葛根、花粉、白芷、防风、僵蚕、犀角、羚羊角、牛黄、蚌水、钩钩、竹沥宣达阳明经分之邪,祛痰开窍,以息内风相火。服一剂,至夜半得汗遂苏。天明予欲归,时复又微厥,肇文甚恐。予曰:无妨,再服一剂,自然减可。至第二日到彼,诊脉数小而不能鼓指,虚汗津液,已现虚象。即用生地、麦冬、阿胶、白芍、炙草、玉竹、牡蛎、茯神,令服三剂。登士见方,疑补太骤,予以病久体虚液亏为虑,决不复痉,竟加枣仁、当归,补其营阴而安。

第二章

五运六气理论与应用

第一节　五运六气基础知识

一、天干、地支基本内容

(一)天干、地支基本概念

1.天干

干有单个之意。古人最早认识日,是以太阳出没为准,日出日没一次为一天。天干最早用以纪日,天干的顺序为甲、乙、丙、丁、戊、己、庚、辛、壬、癸,合称十天干。十天干最早是古人用以记录太阳日节律的序号,后来十天干配合十二地支来用于纪年、纪月、纪时。

十天干不只是数序的符号,它包含着万物由发生而少壮,由少壮而繁盛,由繁盛而衰老,由衰老而死亡,由死亡而更始的周期规律。在十天干当中,甲指嫩芽破甲而出的初生现象,乙指幼苗逐渐抽芽而生长的形象,丙指阳气充盛、生长显著之象,丁指幼苗不断地壮大成长,戊指幼苗日益茂盛,己指幼苗已成熟至极,庚指生命开始收敛,辛指新的生机又开始酝酿,壬指新的生命已开始孕育,癸指新的生命又将开始。

2.地支

地支是古人用以纪月的序号。月、地属阴,因此纪月的十二支又称地支。十二地支的顺序为子、丑、寅、卯、辰、巳、午、未、申、酉、戌、亥。古人用十二地支配合十天干来纪年、纪月、纪日、纪时。

十二地支同十天干一样,不只是数序的排列,其中蕴含着自然万物的生长壮老已再新生的周期规律。在十二地支中，子指十一月冬至一阳复苏，生命潜藏于地，已渐有滋生之机；丑指十二月阴气尽、阳气生，新的生命已将解脱阴纽而出土；寅指正月孟春，三阳开泰，生机已嫣然活泼；卯指二月仲春，阳气方盛，生物的成长渐茂；辰指三月季春，春阳振动，生物生长越发茂美；巳指四月阳气益为盛壮；午指五月阳盛阴生，生物的生长萼繁叶布；未指六月生物盛，开始结果实，为物成有味之意；申指七月凉秋初至，生物生长尽，果实成熟；酉指八月阴气益盛，阳气益衰，生物衰老；戌指九月季秋，生物尽收；亥指十月阴气渐盛于外，阳气潜藏于内。

(二)天干、地支属性

1.阴阳属性

从阴阳属性来看，日为阳、月为阴，天为阳、地为阴，所以天干属阳、地支属阴。天干、地支中又可再分阴阳，即天干之中的甲、丙、戊、庚、壬属阳，乙、丁、己、辛、癸属阴；地支之中的子、寅、辰、午、申、戌属阳，丑、卯、巳、未、酉、亥属阴。

2.五行、五方属性

天干与五行、五方的配属是以五行之气的性质，再结合生物生长化收藏的规律为依据而确立的。如肝气应于春，春主木气，木气生发，万物萌芽，甲、乙为万物破甲初生之貌，故属木；心气应于夏，夏主火气，火主长养，万物丰茂，丙、丁为万物生长明显壮大之貌，故属火，余以此类推。因此，天干的五行属性为甲、乙属木，丙、丁属火，戊、己属土，庚辛属金，壬、癸属水。天干配五方规律为甲、乙属东方，丙、丁属南方，戊、己属中央，庚、辛属西方，壬、癸属北方。

地支配属五行、五方主要是根据方位与月建(北斗星的斗纲所指十二辰)来确定的。因木为东方之气，旺于春，寅、卯月建是正、二月，位于东方，所以寅、卯属木；火为南方之气，旺于夏，巳、午的月建是四、五月，位于南方，所以巳、午属火；金为西方之气，旺于秋，申、酉的月建是七、八月，位于西方，所以申、酉属金；水为北方之气，旺于冬，亥、子的月建是十、十一月，位于北方，所以亥、子属水；土为中央之气，寄旺于四季之末各十八日，辰、未、戌、丑建于三、六、九、十二月，位于中央，所以辰、未、戌、丑均属土。因此，地支的五行属性为寅、卯属木，巳、午属火，申、酉属金，亥、子属水，辰、未、戌、丑属土。地支配五方规律为东方寅、卯木，南方巳、午火，西方申、酉金，北方亥、子水，中央辰戌、丑、未土。

(三)天干、地支与脏腑的对应关系

1.天干与脏腑的对应关系

天干配脏腑是以天干的五行属性配上脏腑的阴阳五行属性。《素问・脏气

法时论》云:“肝主春,足厥阴少阳主治,其日甲乙,肝苦急,急食甘以缓之。心主夏,手少阴太阳主治,其日丙丁,心苦缓,急食酸以收之。脾主长夏,足太阴阳明主治,其日戊己,脾苦湿,急食苦以燥之。肺主秋,手太阴阳明主治,其日庚辛,肺苦气上逆,急食苦以泄之。肾主冬,足少阴太阳主治,其日壬癸,肾苦燥,急食辛以润之。开腠理,致津液,通气也。”因此,甲、乙配属木,甲为阳干配属胆,乙为阴干配属肝;丙、丁配属火,丙为阳干配属小肠,丁为阴干配属心;戊、己配属土,戊为阳干配属胃,己为阴干配属脾;庚、辛配属金,庚为阳干配属大肠,辛为阴干配属肺;壬、癸配属水,壬为阳干配属膀胱,癸为阴干配属肾。

天干配脏腑歌诀:甲胆乙肝丙小肠,丁心戊胃己脾乡,庚属大肠辛属肺,壬居膀胱癸肾脏,三焦阳府须归丙,包络从阴丁火旁。

2.地支与脏腑的对应关系

地支与脏腑的对应关系是根据人体经脉循行时辰节律相配的。人体经脉循行以平旦为纪,沿着十二经脉之序,寅时出于中焦注入手太阴肺经,卯时注入手阳明大肠经,辰时注入足阳明胃经,巳时注入足太阴脾经,午时注入手少阴心经,未时注入手太阳小肠经,申时注入足太阳膀胱经,酉时注入足少阴肾经,戌时注入手厥阴心包经,亥时注入手少阳三焦经,子时注入足少阳胆经,丑时注入足厥阴肝经,寅时又返回至手太阴肺经,周而复始,如环无端。

地支配脏腑歌诀:肺寅大卯胃辰宫,脾巳心午小未中,申膀酉肾心包戌,亥焦子胆丑肝通。

(四)干支相合

甲子是指十天干与十二地支相配合形成的周期。《素问·六微旨大论》云:“天气始于甲,地气始于子,子甲相合,命曰岁立,谨候其时,气可与期。”五运六气理论通过天干、地支的配合(即甲子)来推求各岁气候变化趋势及发病规律,进而指导临床疾病防治。

1.干支纪年

从公元前837年(甲子年)至1983年(癸亥年),共经历了47个甲子周期,1984年(甲子年)为第48个甲子周期的开始,至2043年(癸亥年)复行一周,如此往复纪年。天干配地支,天干在上,地支在下,始于甲子年,依次相配,终于癸亥年,用以纪年,则六十年为一个甲子周期。

2.干支纪月

各年的月支是固定的,一年12个月用十二支来表示,即一月是寅、二月是卯、三月是辰、四月是巳、五月是午、六月是未、七月是申、八月是酉、九月是戌、十月是亥、十一月是子、十二月是丑。

各年份月干的推求,只要求出各年正月的月干,各年其他月份的月干按十天干顺序依次排列即可得知。各年正月月干规律为每逢甲、己之年正月月干为丙,每逢乙、庚之年正月月干为戊,每逢丙、辛之年正月月干为庚,每逢丁、壬之年正月月干为壬,每逢戊、癸之年正月月干为甲。所以,每逢甲、己之年正月干支为丙寅,每逢乙、庚之年正月干支为戊寅,每逢丙、辛之年正月干支为庚寅,每逢丁、壬之年正月干支为壬寅,每逢戊、癸之年正月干支为甲寅。

年干求月干、支歌诀:甲己之年丙作首,乙庚之年戊为头,丙辛之年庚寅上,丁壬壬寅顺行留,若问戊癸何方起,戊癸甲寅去寻求。

二、五运基本内容

五运是木运、火运、土运、金运、水运的简称,指木、火、土、金、水五行之气在天地间的运行变化规律。五行在天为气,在地成形,形气相感,化生万物。天地自然界万物的新生及消亡、气候物候变化、人体生命活动及疾病都与五行的生化运动有关。自然界春温属木、夏热属火、长夏湿属土、秋燥属金、冬寒属水,因此五运可概括一年四季的气候变化特征及不同年份的气候变化趋势。

(一)岁运

岁运以年干为单位,统管全年的五运之气,能反映全年的气候特征、物候特点及发病规律,是五运的基础。

1.岁运的五行规律

岁运是由当年年干确定的,因此称为天干化五运,又叫十干统运或十干纪运。古人通过观察天象发现了五运与天干的时空关系,从而使天干成了演绎五运的工具。《素问·天元纪大论》云:"甲己之岁,土运统之;乙庚之岁,金运统之;丙辛之岁,水运统之;丁壬之岁,木运统之;戊癸之岁,火运统之。"即大凡年干是甲、己之年岁运是土运,年干是乙、庚之年岁运是金运,年干是丙、辛之年岁运是水运,年干是丁、壬之年岁运是木运,年干是戊、癸之年岁运是火运,这就是天干化五运的规律。

天干化五运歌诀:甲己化土乙庚金,丁壬化木水丙辛,戊癸化火为五运,五运阴阳仔细分。

2.岁运的特点

(1)每运主管一年,各年岁运始于大寒。

(2)各年岁运以五行相生之序轮转，太过、不及之岁交替。例如，上一年年干是甲，甲岁为土运太过之岁；下一年年干乙，为金运不及之岁；再下一年年干丙，为水运太过之岁，余以此类推。

(3)各年岁运按照五行则每五年循环一周，按照天干则每十年循环一周。

3.岁运的太过与不及

太过与不及是指五运气化的有余和不足。逢阳干的甲、丙、戊、庚、壬则为岁运太过之年，逢阴干的乙、丁、己、辛、癸则为岁运不及之年。关于太过不及之年的气候变化规律，《素问・气交变大论》指出："岁木太过，风气流行""岁火太过，炎暑流行""岁土太过，雨湿流行""岁金太过，燥气流行""岁水太过，寒气流行""岁木不及，燥乃大行""岁火不及，寒乃大行""岁土不及，风乃大行""岁金不及，炎火乃行""岁水不及，湿乃大行"。

4.岁运与脏腑的关系

岁运用以说明全年的气候变化特点和脏腑变化的大致趋势，各岁运的特点与五行特性一致。该年是哪一个大运主岁，这年的气候变化和人体脏腑的变化就可能表现出与它相应的五行特性。如《素问・气交变大论》云："岁木太过，风气流行，脾土受邪。"说明木运太过之年，风气流行，木胜克土，则脾土受邪。由此可见，岁运是古人在"人与天地相参"思想指导下，总结出来的自然气候与人体脏腑变化相应的规律。

(二)主运和客运

1.主运

主运是指主持一年中春、夏、长夏、秋、冬季的正常气候变化之运，是根据不同季节的气候变化及五行属性而确定的。

(1)主运的五行规律：主运为上述5个季节之运，5个季节之运与五行相应，依五行相生之序排列。五行相生之序是主运的固定次第，又称为五步。主运五步的运行次序，依次为初运、二运、三运、四运、终运。每运主一个季节，依五行相生之序，始于木运，终于水运，年年如此，固定不变。五运主五时，每运主七十三日零五刻，合计三百六十五日零二十五刻，正合周天之数。

(2)主运应季节脏腑：主运五步应春、夏、长夏、秋、冬，即初运属木应春、二运属火应夏、三运属土应长夏、四运属金应秋、终运属水应冬。主运的气候变化特征及所应五脏是初运属木主风应肝、二运属火主热应心、三运属土主湿应脾、四运属金主燥应肺、终运属水主寒应肾。

(3)主运太少推求方法：主运有五步，分主一年五季，虽然年年如此，固定不变，但是各年主运五步每一步均有太过和不及的变化。太过用太来表示；不及用少来表示。

先以五音建五运，意思是将五音建到主运五步的框架内。五音，即角、徵、宫、商、羽。推求主运五步每一步的太过或不及，都要先将五音建于主运五步之中，并用五音代表主运五步，即角音对应初运木运，代表初运木运；徵音对应二运火运，代表二运火运；宫音对应三运土运，代表三运土运；商音对应四运金运，代表四运金运；羽音对应终运水运，代表终运水运。再用五音太少相生推求太过和不及。如果主运五步的初运是少角，那么二运即是太徵，三运便是少宫，四运便是太商，终运便是少羽。一个太，一个少，主运五步太少依次接续。各年主运初运的太少是有规律的，知道了主运的初运是太还是少，其余四步，依据太少相生顺推即可知晓。主运五步太少相生与年干有关，如年干是甲、乙、丙、壬、癸年，主运五步太少规律是太角(初运)→少徵(二运)→太宫(三运)→少商(四运)→太羽(终运)；年干是丁、戊、己、庚、辛年，主运五步太少规律是少角(初运)→太徵(二运)→少宫(三运)→太商(四运)→少羽(终运)。

主运太少推求：①先确定该年的岁运及其太过不及。②再用该年的岁运及其太过与不及确定与该年岁运五行属性相同的那个主运的太过与不及。③用五音太少相生规律，前后一推，便得出其余四步的太少。

2.客运

客运是指每年春、夏、长夏、秋、冬季气候的异常变化。气候的异常变化因年干不同而有变化，如客之往来，因此称为客运。客运是与主运相对而言的，也属于主时之运。客运用以判断各年 5 个季节各时段的异常气候，春、夏、长夏、秋、冬季应五脏，客运的异常气候变化会对五脏之气产生一定影响。因此，提前判断各时节的异常气候性质及趋势，对于临床预防疾病及根据各时段异常气候的性质有针对性地组方用药具有重要意义。客运也是按五行相生之序太少相生，但是各年客运的五步之运是随着各年岁运的五行属性不同而发生相应变化。

各年客运五步的太少同样用五音太少表示。客运初运的五行属性及其太少与当年岁运的五行属性及其太过不及是相同的。先确定客运的初运后，再按五音太少相生求出其他四步及其太少。特别提出注意的是，客运太少相生只限于客运初运所在的这一个五行周期之内的从角至羽。例如，甲年岁运是土运太过，那么该年客运的初运就是太宫，之后以太宫为基准，以太少相生向后推求至羽，便可知太宫(初运)→少商(二运)→太羽(三运)。关键是四运、终运的太少怎么求。前述太少相生只限于客运初运所在的这个五行周期之内,不能太羽生少角往下推求。正确的方法是从太宫往前推求至角,生太宫的是少徵,生少徵的是太角,即太宫→少商→太羽→太角→少徵。之后,再将框内太角、少徵按五行相生之序移至太羽之后,便是客运的四运和终运。甲年客运五步的太少便是太宫(初运)→少商(二运)→太羽(三运)→太角(四运)→少徵(终运)。

3.五运的客主加临

客运表示不同年份5个季节当中每一个季节可能出现的异常气候,主运指的是5个季节气候的常规变化,主运是常,客运是变。异常气候是非其时而有其气的邪气,异常气候变化是短暂的,异常气候骚扰数日后气候便会恢复该季节应该有的正常气候。因此,分析各年客运5个时段的异常气候,要在主运的前提下进行分析。将主运的常与客运的变相比较来分析异常气候的方法,就是通常说的客主加临。

综上所述,岁运、主运、客运都是运用阴阳五行理论配合天干来推求六十年甲子周期中的自然界气候变化规律的方法。三者的区别是岁运反映全年气候变化、物候变化及疾病流行趋势和性质,主运反映一年中各季节气候的变化和人体脏腑变化的一般状况,客运反映的是一年各季节气候的异常变化及人体脏腑随之发生的相应变化。

在五运六气的推演中,岁运是五运的基础,因为其统管全年,所以一般情况下,判断全年气候变化趋势是以岁运为主;其次是客运,因为客运可以分析各年每个季节中可能出现的异常气候及天时民病的异常变化。

三、六气基本内容

六气指风、热、火、湿、燥、寒6种气候变化。六气变化与三阴三阳密切相关。风、热、火、湿、燥、寒六气之气化,可用三阴三阳来识别。六气是气化之本,三阴三阳是六气产生的标象,六气与三阴三阳标本相合的气化规律是风化厥阴、热化少阴、湿化太阴、火化少阳、燥化阳明、寒化太阳。六气变化与阴阳五行具有配属规律。六气变化与阴阳五行配属规律是厥阴风木、少阴君火、少阳相火、太阴湿土、阳明燥金、太阳寒水。

六气包括主气、客气、客主加临。主气用以测气候之常,客气用以测气候之变,客主加临是把主气和客气综合在一起来分析气候变化及其对自然万物和人体生命的影响。

(一)主气

主气,即主时之气,指一年6个时段的正常气候变化规律,用来说明一年

6 个时段气候的常规变化。其属常规变化，年年如此，恒居不变，静而守位，因此称为主气。

主气有六，即厥阴风木、少阴君火、少阳相火、太阴湿土、阳明燥金、太阳寒水，此主气六步分主二十四节气，显示着一年 6 个时段气候的常规，反映一年 6 个时段风、热、火、湿、燥、寒的气候常规变化特点。

主气分为六步，即 6 个时段，主一年二十四节气，因此每步主 4 个节气。初之气厥阴风木是从大寒开始，主大寒、立春、雨水、惊蛰 4 个节气；二之气少阴君火是从春分开始，主春分、清明、谷雨、立夏 4 个节气；三之气少阳相火是从小满开始，主小满、芒种、夏至、小暑 4 个节气；四之气太阴湿土是从大暑开始，主大暑、立秋、处暑、白露 4 个节气；五之气阳明燥金是从秋分开始，主秋分、寒露、霜降、立冬 4 个节气；终之气太阳寒水是从小雪开始，主小雪、大雪、冬至、小寒 4 个节气。

主气运行规律是木、火(君火)、火(相火)、土、金、水五行相生之序，这也是自然界万物生长化收藏之序，年年如此，固定不变。其中，火有君相之分，君火在前，相火在后，即先君后臣。

六气之间具有相互制约、相互承制的关系，这一关系是自然界气候的正常自稳调控机制，说明六气之间具有相互调节的作用。《素问・六微旨大论》云："相火之下，水气承之；水位之下，土气承之；土位之下，风气承之；风位之下，金气承之；金位之下，火气承之；君火之下，阴精承之。"下是指下承之气，其位居于本气之后；承是指承接而来的制约之气，六气之间相互制约，以维持各时令气候正常的变化。

(二)客气

客气是指一年 6 个时段的异常气候变化规律。由于客气的变化是随年支的不同而发生变化，犹如客之往来，因此称为客气，也属于主时之气。

客气与主气一样，均将一年分为六步，但是客气与主气两者在六步的运行次序上完全不同。客气六步运行规律是三阴三阳之序，即一阴厥阴风木、二阴少阴君火、三阴太阴湿土、一阳少阳相火、二阳阳明燥金、三阳太阳寒水。

客气包括司天之气、在泉之气、司天的左间气、司天的右间气、在泉的左间气、在泉的右间气。客气司天之气对应主气三之气，在泉之气对应主气终之气，司天的左间气对应主气四之气，司天的右间气对应主气二之气，在泉的左间气对应主气的初之气，在泉的右间气对应主气五之气。

三阴三阳六步之气按照一定次序分布于上下左右，互为司天，互为在泉，互为左右间气，以 6 年为一个周期，周行不息。

1.司天之气

六气往复运动于太虚之中，施化于万物，当客气六步的其中一步运行于上方当天之位，即正上方三之气的位置，这个气就称为司天之气。司天之气不只主小满至大暑时段的气候变化，司天象征在上，还主司上半年的气候变化，故也称岁气。司天之气随年支不同发生变化，三阴三阳轮流司天。古人在长期对自然气候变化的观察中，总结出以年支推演司天之气的规律。年支逢子、午之岁，则少阴君火司天；年支逢丑、未之岁，则太阴湿土司天；年支逢寅、申之岁，则少阳相火司天；年支逢卯、酉之岁，则阳明燥金司天；年支逢辰、戌之岁，则太阳寒水司天；年支逢巳、亥之岁，则厥阴风木司天。

各岁司天之气运行的规律是每年逆时针移动一步，即各岁四之气的客气便是下一岁的司天之气。例如，子、午岁少阴君火司天，四之气的太阴湿土在下一岁丑、未岁就上升为司天之气；丑、未岁太阴湿土司天，四之气的少阳相火在下一岁寅、申岁就上升为司天之气；寅、申岁少阳相火司天，四之气的阳明燥金在下一岁卯、酉岁就上升为司天之气。

2.在泉之气

客气六步对应终之气位置的气就是在泉之气，在泉之气位于终之气的位置。在泉之气不只是主管小雪至大寒时段的气候变化，在泉之气也是岁气，还统管下半年的气候变化。在泉之气与司天之气是阴阳相对应的。凡一阴司天，必然是一阳在泉；二阴司天，必然是二阳在泉；三阴司天，必然是三阳在泉。反之亦如此，一阳司天则一阴在泉，二阳司天则二阴在泉，三阳司天则三阴在泉。因此，一阴厥阴风木与一阳少阳相火、二阴少阴君火与二阳阳明燥金，三阴太阴湿土与三阳太阳寒水互为司天在泉，总是一阴与一阳、二阴与二阳、三阴与三阳的司天与在泉相互对应。

3.间气

客气六步，除司天之气、在泉之气外，其余的初之气、二之气、四之气、五之气，统称为间气。间气有四，分别是司天之气的左间气、司天之气的右间气、在泉之气的左间气、在泉之气的右间气。司天之气的左间气位于四之气的位置，司天之气的右间气位于二之气位置；在泉之气的左间气位于初之气位置，在泉之气的右间气位于五之气位置。

(1)确定司天之气的左、右间气，要面北而确定，即面北而立定左右。六气圆形图的方位是上南、下北、左东、右西，司天之气的左、右间气分别是四之气与二之气，四之气是司天之气的左间气，二之气是司天之气的右间气。例如，厥阴风木司天之岁，司天之气的左间气即四之气的位置为少阴君火，右间气即二之气的位置为太阳寒水；少阴君火司天之岁，司天之气的左间气为太阴湿土，右间气为厥阴风木；太阴湿土司天之岁，司天之气的左间气为少阳相火，右间气为少阴君火；少阳相火司天之岁，司天之气的左间气为阳明燥金，右间气为太阴湿土；阳明燥金司天之岁，司天之气的左间气为太阳寒水，右间气为少阳相火；太阳寒水司天之岁，司天之气的左间气为厥阴风木，右间气为阳明燥金。

(2)确定在泉之气的左、右间气，要面南而确定，即面南而立定左右。在泉之气的左、右间气分别是初之气与五之气，初之气是在泉之气的左间气，五之气是在泉之气的右间气。例如，一阴厥阴风木司天，则一阳少阳相火在泉，在泉之气的左间气为阳明燥金，右间气为太阴湿土；二阴少阴司天，则二阳阳明在泉，在泉之气的左间气为太阳寒水，右间气为少阳相火；三阴太阴湿土司天，则三阳太阳寒水在泉，在泉之气的左间气为厥阴风木，右间气为阳明燥金；一阳少阳相火司天，则一阴厥阴风木在泉，在泉之气的左间气为少阴君火，右间气为太阳寒水；二阳阳明司天，则二阴少阴君火在泉，在泉之气的左间气为太阴湿土，右间气为厥阴风木；三阳太阳寒水司天，则三阴太阴湿土在泉，在泉之气的左间气为少阳相火，右间气为少阴君火。

4.客主加临

客主加临是指将每年轮值的客气六步加临在固定的主气六步之上，也就是将各年的主气六步与客气六步在时间相位上一一相对应。主气能反映一年六气所主的 6 个时段气候的常规变化，客气能反映一年 6 个时段气候的异常变化。因此，把随年支而变的客气六步与固定不变的主气六步两者加临在一起，综合分析各年六气各时段可能出现的异常气候，以把握该年实际气候变化及疾病变化的趋势。

(1)先画一个 4 层的圆形图，圆心标明所求年支。

(2)在第二层圆上将主气六步位置确定，分别在第三层圆上标注主气，主气的六步次序按着五行相生的次序，即木、君火、相火、土、金、水之序，初之气厥阴风木，二之气少阴君火，三之气少阳相火，四之气太阴湿土，五之气阳明燥金，终之气太阳寒水。初之气始于大寒，在圆形图上标记六气六步交接的节气点，即大寒、春分、小满、大暑、秋分、小雪。

(3)在第四层圆即主气的外圈，确定该年的司天之气，将所求年支的司天之气写到司天之位置，即主气三之气少阳相火位置的上方，之后按照三阴三阳的之序顺时针依次在其余五步，写上各步的客气；也可以先将该年的司天之气加临于主气的三之气之上，在泉之气加临于主气的终之气之上，其余的四间气分别依次加临。

(4)分析客主加临图中6个时段异常气候变化的性质，以提前预防疾病及为中医临床治疗疾病提供辨证思路，尤其要关注异常气候下的传染性疾病发生的可能。

研究客主加临可以判断各岁六气各时段的异常气候变化趋势、异常气候的风热火湿燥寒性质，以及异常气候变化所导致的物候变化、人体疾病性质及变化趋势，尤其可以判断在异常气候影响下，各岁包括瘟疫在内的外感流行性疾病流行的程度、性质及趋势，目的是提前做好预防及根据异常气候性质有针对性地遣方用药治疗。

第二节　龙砂医学流派

一、发展概况

江阴华士(又称华墅)坐拥白龙山、砂山，因此被称为龙砂，此地绵延十里，古时又称十里龙砂。唐代杜审言(杜甫祖父)在华士写有《重九日宴江阴》言："蟋蟀期归晚，茱萸节候新。降霜青女月，送酒白衣人。高兴要长寿，卑栖隔近臣。龙沙即此地，旧俗坐为邻。"其中，龙沙即为龙砂。

宋末元初，精通经史百家及医药学的大学者陆文圭在江阴华士传道授业，培养了包括医学在内的大批人才，为江阴地区的文化及医学流派的形成和发展奠定了重要的基础。陆文圭是江阴地区有史记载的第一位医学家，被尊为江阴中医鼻祖。

自陆文圭开启近世江阴文化的源头和传承以来，江阴人文荟萃，历朝历代名医辈出，从儒通医者亦不乏其人。据《江阴县志》记载，自元至清，江阴地区钟灵毓秀，名医辈出，如元代名医"吕逸人善医，施药济人"。吕氏后人吕夔，字大章，本姓承，依舅氏改姓吕，原本为儒士，后从医，"一时神效，呼为吕仙"。清初，江苏省江阴东部龙砂(今华士镇)一带出现姜、叶两家世医，尤其姜家，历传九世，共200余年。清乾隆至嘉庆年间，龙砂地区已经名医荟萃，如戚云门、王钟岳、贡一帆、孙御千等,治病救人,著书立说,传播医理。这些医家在临床治疗上各有特色,用药平和,常出奇制胜。

清光绪年间,姜成之收集以上诸医家的医案,编成《龙砂八家医案》(书中并附姜宇瞻医案二则,实为九家),其中以戚云门、王钟岳、孙御千的医案较多。全书以杂病及时症医案为主,虽诊病用药各有特性,但具有江南常见疾病和江南医家诊治之共性,反映了当时龙砂医学流派诊治疾病的理法、方药思想和用药特点。自此,龙砂医学流派形成。

龙砂医学流派延绵数百年且医家众多,虽然学术风格不尽一致,但皆重视和善于运用《黄帝内经》的五运六气学说,进行临床诊治;重视《伤寒杂病论》中经典方剂的临床运用和发挥;擅长基于肾命理论,运用膏滋方进行养生及治未病;依据《黄帝内经》《伤寒杂病论》,研究温病的病机与治则,阐发独到见解并有所创新。重视教学和传承也是龙砂医学流派的特色所在,晚清名医柳宝治、吴达,以及稍后的张洵佳、曹颖甫、薛文元、章巨膺等医学大家无不受到龙砂医学流派的影响,龙砂医学流派对中医学的发展起到了重要推动作用。龙砂医学流派前有渊源,后有继承,其医学理论与江南文化有着密切的联系,对后人治病用药产生了相当大的影响。

二、代表名医

(一)陆文圭

宋末元初的大儒陆文圭于龙砂医学流派的创立有奠基之功。陆文圭 18 岁即以《春秋》中乡选。宋代灭之,陆文圭隐居城东华士,号墙东,家居讲授。陆文圭博通经史百家,以及天文、地理、律历、医药、算数等,《元史》评论其“文圭为文,融会经传,纵横变化,莫测其涯际,东南学者,皆宗师之”“文圭为人,刚明超迈,以奇气自负”。这样一位大学者定居华士讲学传道 50 年,培养了大批文化和医学人才,为龙砂地区文化的发展和龙砂医学的形成起到了重要作用。

太极河洛思想和五运六气学说为宋代两大显学,张仲景的伤寒学也于北宋时期成为医家经典,宋代的这些学术精华被陆文圭传承、阐扬,在龙砂地区得到了很好继承和发扬。

(二)姜氏

姜氏家传医学九世,历经 200 余年。二世姜礼,字天叙,生于清顺治十一年(1654 年),卒于清雍正三年(1725 年),著作有《风劳臌膈四大证治》《仁寿镜》《本草搜根》《春晖堂医案》等。晚清同里名医瞿简庄曾评论其时说:“天叙先生之医学弘博，有非时下所能望其项背者。”姜叙所著《风劳臌膈四大证治》，曹颖甫评其“旁征博引，参以已意，至为详审”；承淡安评其“阐扬经旨……抉奥发微，分疏清晰。”“论治虚损，本于《难经》及丹溪、子和诸家学说，理精辞约。非数十年之学力，曷克臻此哉！”从二世姜礼、三世姜宗岳、四世姜健到五世姜大镛，姜代“名噪大江南北，数百里间求治者踵相接”。

姜健，字体乾，临床重视五运六气理论的应用，善用陈无择三因司天方。同时期名医缪问提及“吾邑姜体乾先生治病神效，读其方必多至二十余品，心窃非之。然人所不能措手者，投剂辄效，殊难窥其底蕴也。后登堂造请，乃出宋板陈无择《三因司天方》以示，余始知先生之用药，无问内外气血，每于《司天方》中或采取数味、或竞用全方，然后杂以六经补泻之品。故其方似庞杂而治病实有奇功”。文献记载，姜健游苏，恰与叶天士比邻而居，凡有叶弃诊者，辄为之治。一日见坠泪咨嗟者曰：“势将奈何？”急询其故，知叶天士断其木叶落时定难飞渡。姜健即为之诊曰：“病固急矣，勉为处方。”不特璧其诊资，并助以药资，嘱服十剂，果验。叶天士闻而骇曰：“是谁能挽回斡旋欤？”因而知华士有姜公之医术。叶天士特到华士谒姜公，并谦曰：“昔日有眼不识泰山，今特来请出山。”姜健答曰：“余处穷乡，贫病者多，不能出。”

清乾隆、嘉庆时期的龙砂地区已是医家荟萃，形成了名医群体，其影响力也远远超越了江阴及其周边地区。嘉庆元年(1796 年)，学者孔广居先生在《天叙姜公传》中提及“华墅在邑东五十里，龙砂两山屏障于后，泰清一水襟带于前，其山川之秀，代产良医。迄今大江南北延医者，都于华墅”。清光绪年间，苏州医家姜成之收集到龙砂地区清代早中期的戚云门、王钟岳、贡一凡、孙御千、戚金泉、叶德培、姜学山、姜恒斋(姜健)8 位医家的医案汇编出版，书名题为《龙砂八家医案》(书中并附姜宇瞻医案二则，实为九家)，自此龙砂医学流派基本形成，得到了当时的医学中心苏州医家的关注和重视，也为后世江阴各医家名流名家的产生奠定了良好的基础。其后的晚清一代宗师柳宝诒、吴达，以及稍后的张淘佳、曹颖甫、朱少鸿、承淡安等江阴医学大家无不受到龙砂医学流派的影响。

(三)柳宝诒

柳宝诒，字谷孙，号冠群，人称冠先生，龙砂地区周庄镇人。清同治四年(1865 年)考中秀才，清光绪十一年(1885 年)以优贡入京，任正红旗官学教习，兼行医于京，士大夫以病求治，辄着手成春，声名渐显。柳宝诒后弃官归里，精研医道，数年间名声大震，江浙学子来归者甚众。柳宝诒著作存世者有《温热逢源》《柳选四家医案》《素问说意》《惜余医案》《柳致和堂丸散膏丹释义》等，另据清光绪三十年刻本《江阴柳氏惜余小舍医学丛书目录》所列，其著作尚有《疟痢逢源》《评医琴川医家三种》《梓贤医案十六家》《清芬医案》《鸿雪医案》等，均已佚失。1965 年，上海张耀卿据《临证治验录》《惜余医话》《仁术志》3 个抄本整理成《柳宝诒医案》，由人民卫生出版社出版。

柳宝诒继承龙砂医学传统，重视对《黄帝内经》的研究，有《素问说意》之作。其所著《温热逢源》3 卷，从六经出发研究温病，强调“伤寒、温热，为病不同，而六经之见证则同；用药不同，而六经之立法则同。治温病者，乌可舍六经而不讲者哉！”其书又专论伏气温病，认为温疫病因乃寒郁热化，“所受之寒，无不伏于少阴”。其邪伏少阴之说深得《黄帝内经》五运六气学说的精髓。

(四)吴达

吴达，字东旸，号澹园。吴达重视五运六气之学，其《医学求是》中云“证之变化，随岁时而转旋”，并记述了许多实例来证明此说，如“若丙子秋，所见之证大都脉数、舌光、发热、少汗、干咳、喉痒、咽疼、口渴，一派秋燥”“盖丙子岁，少阴君火司天，阳明燥金在泉，夏秋多旱，人与天地同气，故所见燥证极多。今岁丁丑，太阴湿土司天，太阳寒水在泉，夏秋多雨，暑令不热，秋病湿证居多”“追忆咸丰己未，湿土司天，寒水在泉……故是年秋季霍乱盛行，悉见纯阴之证，概须用理中加附、桂之剂，所投辄效。有误认为暑火，未投温燥者，一、二日即成不救。饮西瓜浆者，随服随毙。此阴盛之年所患皆同。后历年亦均有霍乱，则多寒热错杂，迥乎不同矣”。吴达总结说：“惟就余迩年所历时证之多者，验之运气，往往相合。特因病以测岁气，非执岁气以求病也。”这是吴达从临床实际观察谈对五运六气学说的体会，可谓实事求是而能活用五运六气理论。

(五)曹颖甫

曹颖甫，名家达，与柳宝治同为龙砂地区周庄镇人。其父曹秉生“深通中医，家人患疾，从不延医，自家处方服药，无不霍然病痊”。曹颖甫从小受家庭熏陶，在所著《经方实验录》中云：“予自髫年即喜读张隐庵《伤寒论注》，先君子见而慰之，以为读书之暇倘得略通医理，是亦济世之一术也。”又云：“年十六，会先君子病洞泄寒中，医者用芩连十余剂，病益不支，汗凝若膏，肤冷若石，魂恍恍而欲飞，体摇摇而若坠，一夕数惊，去死者盖无几矣。最后，赵云泉先生来，授以大剂附子理中加吴萸、丁香之属，甫进一剂，汗敛体温，泄止神定。累进之，病乃告痊。云泉之言曰：‘今年太岁在辰，为湿土司天，又当长夏之令，累日阴雨，天人交困，证多寒湿，时医不读《伤寒・太阴篇》，何足与论活人方治哉！’”由上述可见，曹颖甫自幼耳濡目染当地龙砂医学流派的医术和临床故事，对其留下了深刻印象。后曹颖甫攻举子业，1902年中举人、举孝廉。曹颖甫攻举子业时，曾从房师秦芍聆和南菁书院院长黄以周治经学兼习医经。1904年，清政府罢科举后，曹颖甫常与里中钱性方、朱翔云、冯箴若等讨论医学经旨，并进一步研读《伤寒杂病论》《金匮要略》等医著。1919年，曹颖甫正式改行到上海悬壶应诊，与同乡薛文元、朱少鸿等颇有交往。

曹颖甫在学术上专宗仲景之学，善用经方，所著《伤寒发微》《金匮发微》，推崇张志聪、黄元御之说，而张志聪、黄元御皆以重《黄帝内经》、重五运六气而讲气化著名。从曹颖甫与龙砂医学流派的种种渊源中，不难理解曹颖甫学术特色形成的来由。

曹颖甫曾长期在丁甘仁创办的上海中医专门学校任教，并曾担任过教务长，教过的学生有秦伯未、章次公、陈存仁、严苍山、许半龙、程门雪、王一仁、张赞臣、王慎轩、丁济华、黄文东等，后均成为中医名家。

（六）薛文元

薛文元，名蕃，柳宝诒嫡传弟子，医名著于上海，是上海市国医公会和全国医药团体总联合会的发起创办人之一。薛文元出身贫寒，年少时入药店为学徒。在药店的繁忙工作之余，潜心研习药物的形态鉴别、药性的寒温之别，以及药物的炮制、配伍规律等。当时江阴名医柳宝诒擅长温病，医名大噪。薛文元久闻其名，并在药店中反复研究病家送来的柳宝诒处方，只因家贫力薄，不敢登门拜师。柳宝诒知道此事后，甚为嘉许，遂收薛文元为学生。薛文元认真攻读《黄帝内经》《难经》《伤寒杂病论》《金匮要略》等典籍，旁及《诸病源候论》《千金要方》《外台秘要》，以及金元明清诸家学说。在柳宝诒众弟子中，薛文元学绩最佳，其自立医室，来诊者络绎不绝。

1931年冬，上海中国医学院创办未久，濒临倒闭。薛文元受上海中国医学院公会委派出任院长，挽狂澜于既倒，励精图治，使上海中国医学院出现空前的安定和兴旺。上海中国医学院因其办学规模和社会地位、师资力量等都超过当时国内其他中医学校，被誉为国医最高学府。薛文元对上海中国医学院的重要贡献，使其成为近代中医教育界的先驱人。

1936年9月，薛文元辞职后，由江阴籍名医、时任副院长的郭柏良继任上海中国医学院院长，直至1940年1月。郭柏良曾长期担任薛文元的助手，受薛文元影响颇深。薛文元的入室弟子盛心如也长期在上海中国医学院任教，并担任过事务主任、训育主任等职。在薛文元任院长和郭柏良任院长期间，上海中国医学院培养的学生，如朱良春、颜德馨、梁乃津、何志雄、陆芷青、董漱六、江育仁、程士德、蔡小荪、谷振声、庞泮池等，均为近现代中医名家。

(七)章巨膺

章巨膺又名寿栋，江阴澄江镇人。章巨膺早年受业于夏子谦，为柳宝诒的三传弟子。1929 年，其与徐衡之、陆渊雷等，共同筹建上海中国医学院，主讲《伤寒杂病论》及温病学。1933 年，章巨膺襄助恽铁樵举办中医函授事务所，主持教务，并主编《铁樵医学月刊》，恽铁樵去世后，章巨膺独任其事。1936 年，章巨膺任教于上海中国医学院、上海新中国医学院，并受聘为上海新中国医学院教务长。中华人民共和国成立后，章巨膺任上海第一中医进修班副主任。1956 年，章巨膺与程门雪等受命筹建上海中医学院，任教务长。章巨膺一生从事中医教育事业，桃李满天下，其弟子有何任、王玉润、钱伯文、凌耀星等。

章巨膺认为，《伤寒杂病论》是对《黄帝内经》理论的运用和发展，强调要在学好《黄帝内经》理论的基础上学习《伤寒杂病论》。在伤寒与温病的关系方面，章巨膺说："在卅年前，我也片面地崇奉仲景，不同意叶、吴。"而"崇奉仲景，不同意叶、吴"，恰是柳宝诒的观点，这反映了章巨膺早期对柳宝诒学术思想的传承。尽管后来，章巨膺对叶天士、吴鞠通的看法有所改变，但仍强调温病属于伤寒的一部分，因为其多据《黄帝内经》阐释《伤寒杂病论》，从《伤寒杂病论》而论温病；又曾发表"宋以来医学流派和五运六气之关系"一文，从五运六气的角度分析了中医各家学说形成的原因。章巨膺重视《黄帝内经》《伤寒杂病论》和五运六气理论，不离龙砂医学流派本色。

(八)承淡安

承淡安，龙砂华士镇人，我国近现代著名的针灸学家、中医教育家，为中国科学院学部委员(院士)。承淡安为龙砂世医，少从父学，后从同邑名医瞿简庄习内科，通内、外、儿各科，尤以针灸见长。承淡安为推广针灸事业，1928 年始在苏州、无锡等地开办针灸教育研究机构，广收学员，抗日战争期间到四川后仍坚持办学，20 年间培养学生逾万，遍布海内外，弟子赵尔康、邱茂良、谢锡亮、陆善仲、孔昭遐、留章杰等均为针灸名家。1954 年，承淡安出任江苏省中医进修学校(南京中医药大学前身)校长，该校师资班为全国各中医院校输送了大批优秀老师，被誉为中医界的黄埔军校，仅被选派去北京的就有董建华、程莘农、王玉川、王绵之、颜正华、印会河、程士德、刘弼臣、杨甲三等，为北京中医学院(北京中医药大学前身)的创办和发展起到重要作用。国医大师周仲瑛、张灿理、班秀文等也都毕业于该校办的师资班。承淡安著作颇丰，主要有《中国针灸学》《铜人经穴图考》《子午流注针法》《针灸菁华》《伤寒论新注》等。承淡安重视子午流注，这与龙砂医学流派医学重视五运六气的传统一以贯之。

(九)顾植山

顾植山是江阴致和堂中医药研究所所长、安徽中医药大学教授、龙砂医学流派代表性传承人、第六批全国老中医药专家学术继承指导老师。他全面继承了龙砂医学流派重视《黄帝内经》五运六气理论与临床运用，运用三阴三阳开阖枢理论和结合辨体质指导运用经方，基于肾命理论运用膏滋方养生治未病的三大流派特色，特别在五运六气理论的研究及应用方面，造诣深厚，为全国这一领域的学术带头人，享誉国内外。在五运六气理论和临床应用的研究与推广上，顾植山做出了突出贡献。

2006 年，顾植山从安徽中医学院教学岗位上退休后回到了江阴。2007 年，由顾植山任所长的致和堂中医药研究所宣告成立，因为顾植山不但是五运六气学说的领军人物，还是江阴致和堂创始人柳宝诒的四传弟子。作为龙砂医学流派的传承人，顾植山承担起让龙砂医学流派再放光芒的重任。

顾植山一方面发掘、整理龙砂医学流派的遗产，另一方面把五运六气与龙砂医学流派融为一体面向全国传承、推广，使龙砂医学流派的影响走出江南一隅，传向神州大地。目前，龙砂医学流派研究院已新增无锡市中医医院、山东省中医院、辽宁省中医药大学第一附属医院、北京中医药大学东直门医院等共 26 家单位为合作共建推广单位。顾植山除每年多次参加全国性和国际性学术会议、国家级继续教育项目外，还在包括人事部中医骨干人才能力建设培训班，国家中医药管理局第二、三、四批全国优秀中医临床人才研修培训班，国家中医药管理局传染病专项临床人才研修班，国家中医药管理局全国中医临床骨干人才培训班，上海市“海上名医传承高级研修班”等培养高级中医人才的培训项目上讲学。顾植山还应邀在中国中医科学院，中国科学技术大学，北京、上海、南京、福建、山东、浙江、辽宁、黑龙江、长春、天津、山西、广西等中医药大学做专题学术报告。

经过推广和传承，龙砂医学流派和五运六气已在齐鲁大地落地生根，开花结果。山东省政府已将普及五运六气理论纳入了《山东省人民政府关于贯彻落实国家中医药发展战略规划纲要(2016－2030 年)的实施方案》，在全国率先成立了山东省中医药学会五运六气专业委员会，并先后在多个地市成立专业委员会，主办全国和全省的五运六气临床应用继续教育项目。全省中医骨干、五级师承、

“三经”传承等学习培训班等都有专题宣讲，直接受众已超过一万人次。

三、学术思想

（一）五运六气理论

1.三因司天方

五运六气理论是中医基础理论的重要组成部分，是《黄帝内经》理论的精髓，是阴阳、五行理论的基础，也是龙砂医学流派学术特色之一。龙砂医家尤为重视五运六气理论在临床的应用，善用三因司天方治疗内伤外感的各种疾病。这也是龙砂医家的独门绝技，姜氏世医第四代姜健（字体乾）是杰出代表。

宋代陈无择在《三因极一病证方论》中载录的完全按五运六气理论制订的“五运时气民病证治”十方和“六气时行民病证治”六方（经龙砂医家姜健传授和缪问注释后名三因司天方），在临床上有超乎寻常的效果。龙砂医学流派在传承工作中，除了采用五运六气思路活用经方和历代名方外，更善用三因司天十六方，使这些被湮没了上千年的古方在当代中医临床中发挥出卓效，也使五运六气的三司诊疗体系有了鲜活的不以治病为中心而能更好地解决治病问题的特色优势。

2.龙砂开阖六气针法

龙砂医学流派团队运用五运六气思维模式，研创出一种新的针刺疗法——龙砂开阖六气针法。顾植山依据《黄帝内经》阴阳离合理论，创造性地绘出了顾氏三阴三阳开阖枢图（名顾氏三阴三阳太极时相图，见图 2-1），清晰地展现出人体三阴三阳六气盛衰的运行节律，这是龙砂开阖六气针法的理论基础。

龙砂开阖六气针法充分运用五运六气与六经思维模式，执简驭繁，操作简便，疗效可靠，起效迅捷，临床应用范围广，可用于内、外、妇、儿等各科疾病，经临床反复验证，可重复性极强。

人身无处不太极，在人体以任意一点为中心均可以做出一个三阴三阳开阖变化的圆，在实践应用中发现头顶部最为有效且简便实用，另外较常用的有腹部、骶部（火针多用）、病灶局部等。

患者均取面南位，这是天人相应最理想状态。不过太极是个圆运动，阴阳开阖枢两两相对，在临床上看到，太阳和太阴两开相通，少阳和少阴两枢相通，阳明和厥阴两阖相通，故朝向正反都能取效。总体原则遵循头为阳、足为阴，腹为阴、背为阳即可。医师始终面对患者身体针刺区域。

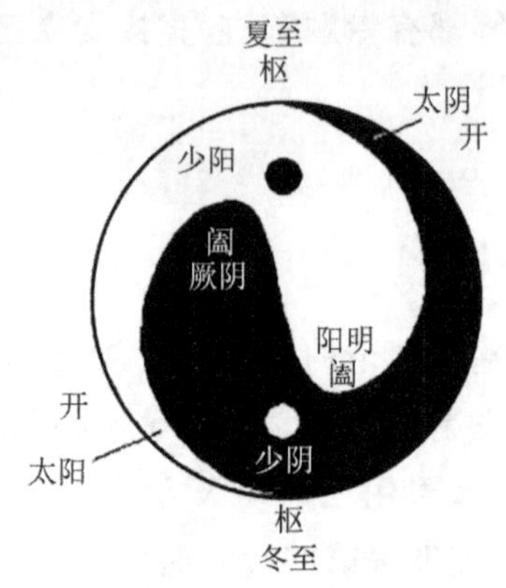

图 2-1 顾氏三阴三阳太极时相图(一)

(二)重视经方和六经理论

龙砂医家柳宝诒、章巨膺等强调用伤寒六经理论辨治各种外感病，他们据《黄帝内经》释《伤寒杂病论》，用《伤寒杂病论》六经看温病，与叶天士、吴鞠通等创立的以卫气营血和三焦辨证理论为主要特色的温病学说形成不同流派。

现代传承人顾植山运用三阴三阳开阖枢及六经欲解时理论指导六经辨证和经方运用，扩大了经方应用范围，别开生面。

1.三阴三阳开阖枢

气化是人体脏腑经络的功能活动，是完成机体新陈代谢的过程。开阖枢理论通过自身的模态变化来构建人体三阴三阳的气化过程，并以此来解释人体的生理变化，其中太阴、太阳为开，乃经气向上向外运动；阳明、厥阴为阖，乃经气向下向内运动；少阳、少阴为枢，乃调和经气上下内外运动。三阳以三焦为通路运转经气，三焦为气液水火之通路，外可助太阳开，使卫气达表，内可助阳明阖，使气液潜藏；三阴以血脉为通路运转经气，即以少阴血脉为枢，外可助太阴开，使水谷之气上升外达，内可助厥阴阖，使阴血阳气潜藏。开阖枢以动态的变化过程阐述了六经的经气活动，周而复始，维持人体正常的新陈代谢活动。

顾植山与根据《素问·阴阳离合论》及《史记·历书》“以至子日当冬至，则阴阳离合之道行焉”等论述，认为三阴三阳的划分是以阴阳气的盛衰变化为依据，古人把这种自然气息的周期性变化描述为阴阳的离合运动。阴阳的离合运动可呈现出开、阖、枢 3 种时象，阴阳各有开、阖、枢，就形成了太阳、少阳、阳明、太阴、少阴、厥阴 6 种形态。三阴三阳的划分是中医阴阳学说的一大特色，顾植山根据《素问·阴阳离合论》对三阴三阳的描述，绘制出三阴三阳太极时相图，对三阴三阳开阖枢的时空排序进行了完整的描述。

三阴三阳的开阖枢决定了六经各自的属性和不同特点。《伤寒杂病论》六经病乃是六经正常开阖枢作用发生障碍的结果。因此可以认为,《伤寒杂病论》六经正治大法的方药都是针对恢复三阴三阳开阖枢的正常作用这一目的而设的。从开阖枢学说来看,六经病最基本的治疗原理是通过方药或针灸的方法,调整三阴三阳开阖枢的功能,使之恢复其正常的作用,疾病就可痊愈。

2.六经欲解时

《伤寒杂病论》中本无六经之名,仅见太阳病、阳明病、少阳病、太阴病、少阴病、厥阴病,是为三阴三阳六病。自宋人朱肱倡六经说始,后人以六经代称三阴三阳六病已为约定。顾植山认为,讨论六经实质关键在对三阴三阳的理解,在对气化开阖枢理论的掌握。结合开阖枢图示(图 2-1)看,太阳居东北寒水之位,时序"正月太阳寅",故配寒水;太阴居西南坤土之位,时序长夏主湿,故配湿土;阳明居西北乾金之位,时序秋燥,故配燥金;厥阴居正东风木之位,时序属春,故配风木;少阳居东南巽风生火之位,时序初夏,故配相火;少阴居太冲之地,虽正北寒水,但与正南君火子午相应,标阴而本火,故配君火。

《伤寒杂病论》六经病欲解时原文具体如下:"太阳病欲解时,从巳至未上""阳明病欲解时,从申至戌上""少阳病欲解时,从寅至辰上""太阴病欲解时,从亥至丑上""少阴病欲解时,从子至寅上""厥阴病欲解时,从丑至卯上"。顾植山认为,欲解时和时间是一种相关性问题,欲解时实际为相关时,是五运六气学说中天人相应理论与人体疾病之间的一种时间相关性。而欲解时更是临床治疗的机遇时,掌握好、运用好欲解时理论,既可执简驭繁,又可达"四两拨千斤"之效,欲解时的临床价值也在于此。

(三)基于肾命理论运用膏滋方

龙砂医学流派膏滋方的产生有其深厚的文化积淀。龙砂地区襟带三吴,古来便是富庶的文人荟萃之地。宋末元初的江阴大学者陆文圭集两宋学术之大成,被学界推崇为"东南宗师"。陆文圭在龙砂地区专心致力于包括中医学在内的文化教育事业达 50 余年,培养了大批人才。陆文圭秉承两宋河洛思想,创立了命门学说。由陆文圭奠定文化基础而形成的龙砂医学流派,运用命门学说和"冬至一阳生"的思想,丰富和发展了《黄帝内经》的"冬藏精"理论,在江南地区推动了膏滋方的传播。擅用膏滋方是龙砂医学流派的重要特色之一,《龙砂八家医案》中即有运用膏滋方的脉案;《张聿青医案》中撰有膏方一卷;柳宝诒撰有《柳致和堂丸散膏丹释义》一书，目前柳宝诒创立的“致和堂膏滋药制作技艺”已入选第三批国家级非物质文化遗产扩展项目名录。

第三节　三因司天方

一、五运时气民病证治方

(一)岁运太过

陈无择依据《黄帝内经·素问》五运太过之岁的气候变化特点及民病症状特点，创立了岁运太过之岁五方，即木运太过之苓术汤、火运太过之麦冬汤、土运太过之附子山茱萸汤、金运太过之牛膝木瓜汤、水运太过之川连茯苓汤。

1. 六壬年

原文

凡遇六壬年，发生之纪，岁木太过，风气流行，脾土受邪，民病飧泄，食减体重，烦冤肠鸣，胁支满。甚则忽忽善怒，眩冒起颠疾。为金所复，则反胁痛而吐，甚则冲阳绝者死。

苓术汤

治脾胃感风，飧泄注下，肠鸣腹满，四肢重滞，忽忽善怒，眩冒颠晕，或左胁偏疼。

白茯苓、厚朴(姜汁制，炒)、白术、青皮、干姜(炮)、半夏(汤洗去滑)、草果(去皮)、甘草(炙)各等分。

上剉散。每服四钱，水盏半，姜三片、枣两枚，煎七分，去滓，食前服之。

分析

木运太过之岁，风气流行，脾土受邪。风属木，木克土，脾土受邪，则见飧泄、食减、体重、烦冤、肠鸣、胁支满；风气流行，肝风内盛，则见忽忽善怒、眩冒起癫疾；风气偏胜，金气来复，则见胁痛而吐，甚至冲阳绝而死。

甘温脾土，苦燥脾土，补肺抑肝。茯苓甘淡平、白术甘苦温、甘草甘平以温脾土，青皮苦辛温、厚朴苦辛温以苦燥脾土，半夏辛温、炮姜苦涩温、草果辛温培肺金以胜肝木。

2. 六戊年

原文

凡遇六戊年，赫曦之纪，岁火太过，炎暑流行，肺金受邪，民病疟，少气咳喘，血溢泄泻，嗌燥耳聋，中热，肩背热甚，胸中痛，胁支满，背髀并两臂痛，身热骨痛，而为浸淫。为水所复，则反谵妄狂越，咳喘息鸣，血溢泄泻不已，甚则太渊绝者死。

麦门冬汤

治肺经受热，上气咳喘，咯血痰壅，嗌干耳聋，泄泻，胸胁满，痛连肩背，两臂膊疼，息高。

麦门冬（去心）、香白芷、半夏（汤洗去滑）、竹叶、甘草（炙）、钟乳粉、桑白皮、紫菀（取茸）、人参各等分。

上剉散。每服四钱，水盏半，姜两片、枣一枚，煎七分，去滓，食前服。

分析

火运太过之岁，炎暑流行，肺金受邪。暑属火，火克金，肺脏受邪，则见上气、咳嗽、咽干、肩背热；炎暑流行，心肺热盛，则见耳聋、中热、肩背热甚、胸中痛、背髀并两臂痛、身热骨痛；火气偏胜，水气来复，则见谵妄、狂越、喘咳、喘息、血溢泄泻。

苦以泻火，辛以助金，甘以扶土生金。竹叶辛甘淡寒、紫菀苦辛甘以泻热火，降肺气上逆；半夏辛温、生姜辛温、白芷辛温以助肺金，辛还可以润肾，以治水气来复；麦冬甘微苦微寒、钟乳粉甘温、桑白皮甘寒、炙甘草甘平、人参甘微苦微温，枣甘温以扶土生金，以制炎暑。

3. 六甲年

原文

凡遇六甲年，敦阜之纪，岁土太过，雨湿流行，肾水受邪，民病腹痛清厥，意不乐，体重烦冤，甚则肌肉痿，足痿不收，行善瘛，脚下痛，中满食减，四肢不举。为风所复，则反腹胀，溏泄肠鸣，甚则太谿绝者死。

附子山茱萸汤

治肾经受湿，腹痛寒厥，足痿不收，腰脽痛，行步艰难，甚则中满，食不下，或肠鸣溏泄。

附子（炮，去皮脐）、山茱萸各一两，木瓜干、乌梅各半两，半夏（汤洗去滑）、肉豆蔻各三分，丁香、藿香各一分。

上剉散。每服四钱，水盏半，姜钱七片、枣一枚，煎七分，去滓，食前服。

分析

土运太过之岁，雨湿流行，肾水受邪。湿属土，土克水，肾水受邪，则见足痿不收、脚下痛；雨湿流行，脾肾受阻，则见腹痛清厥、意不乐、体重烦冤，甚至肌肉痿、行善瘛、中满食减、四肢不举；湿气偏胜，风气来复，则见腹胀、溏泄肠鸣，甚至太谿绝而死。

扶肺金燥肾水，扶肝木解脾湿。半夏辛温扶肺金以生水，附子辛甘大热、丁香辛温、藿香辛微温、肉豆蔻辛温以助肺金燥肾湿，木瓜酸温、乌梅酸涩平、山茱萸酸涩微温以扶肝木解脾湿。

4. 六庚年

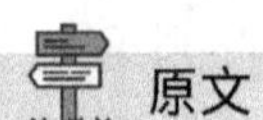

原文

凡遇六庚年，坚成之纪，岁金太过，燥气流行，肝木受邪，民病胁、小腹痛，目赤眦痒，耳无闻，体重烦冤，胸痛引背，胁满引小腹。甚则喘咳逆气，背、肩、尻、阴、股、膝、髀、腨、胻、足痛。为火所复，则暴痛，胠胁不可反侧，咳逆，甚而血溢太冲绝者，死。

牛膝木瓜汤

治肝虚遇岁气，燥湿更胜，胁连小腹拘急疼痛，耳聋目赤，咳逆，肩背连尻、阴、股、膝、髀、腨、胻皆痛，悉主之。

牛膝（酒浸）、木瓜各一两，芍药、杜仲（去皮，姜制，炒丝断）、枸杞子、黄松节、菟丝子（酒浸）、天麻各三分，甘草（炙）半两。

上剉散。每服四钱，水盏半，姜三片、枣一个，煎七分，去滓，食前服。

分析

金运太过之岁，燥气流行，肝木受邪。燥属金，金克木，肝木受邪，则见胁肋、小腹痛，目赤眦痒，耳无闻，体重烦冤，胸痛引背，胁满引小腹；燥气流行，肺金受邪，则见喘咳逆气，背、肩、尻、阴、股、膝、髀、腨、胻、足痛；燥气偏胜，火气来复，则见暴痛、胠胁不可反侧、咳逆，甚至血溢太冲绝而死。

辛以散肝、补肝，酸以泻肝，苦以泄肺制火。天麻甘平、杜仲甘温、菟丝子辛甘平、姜辛温以散肝补肝，牛膝苦甘酸平、芍药苦酸微寒、木瓜酸温以泻肝，松节苦辛温、甘草甘平、枣甘温以缓肝，牛膝苦甘酸平、枸杞子甘平以泻肺。

5. 六丙年

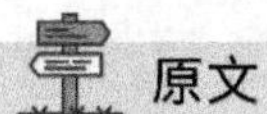

原文

凡遇六丙年，流衍之纪，岁水太过，寒气流行，邪害心火，民病身热烦心，躁悸阴厥，上下中寒，谵妄心痛，甚则腹大，胫肿喘咳，寝汗憎风。为土所复，则反腹满，肠鸣溏泄，食不化，渴而妄冒，甚则神门绝者，死。

川连茯苓汤

治心虚为寒冷所中，身热心躁，手足反寒，心腹肿病，喘咳自汗，甚则大肠便血。

黄连、茯苓各一两，麦门冬（去心）、车前子（炒）、通草、远志（去心，姜汁制炒）各半两，半夏（汤洗去滑）、黄芩、甘草（炙）各一分。

上剉散。每服四钱，水盏半，姜钱七片、枣一枚，煎七分，去滓，食前服。

分析

水运太过之岁，寒气流行，邪害心火。寒属水，水克火，心火受邪，则见身热烦心、躁悸阴厥、谵妄心痛；寒气流行，脾肾受阻，则见上、下中寒，甚至腹大、胫肿喘咳、寝汗憎风；寒气偏胜，土气来复，则见腹满、肠鸣、溏泄、食不化、渴而妄冒，甚至神门绝而死。

补肾泻肾，治以咸冷，佐以甘辛，以苦平之。车前子甘微寒以泻肾，黄连苦寒、黄芩苦寒、远志苦辛温坚肾补肾，半夏辛温、通草甘淡微寒、姜辛温为佐兼以润肾，茯苓甘淡平、麦冬甘微苦微寒、枣甘温佐之。

(二)岁运不及

陈无择据《黄帝内经·素问》五运不及之岁的气候变化特点及民病症状特点,创立了岁运不及之岁五方,即木运不及苁蓉牛膝汤、火运不及黄芪茯神汤、土运不及白术厚朴汤、金运不及紫菀汤、水运不及五味子汤。

1. 六丁年

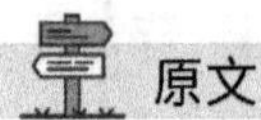

原文

遇六丁年,委和之纪,岁木不及,燥乃盛行,民病中清,胠胁小腹痛,肠鸣溏泄。为火所复,则反寒热,疮疡痤痱痈肿,咳而衄。

苁蓉牛膝汤

治肝虚为燥热所伤,胠胁并小腹痛,肠鸣溏泄,或发热,遍体疮疡,咳嗽肢满,鼻衄。

肉苁蓉(酒浸)、牛膝(酒浸)、木瓜干、白芍药、熟地黄、当归、甘草(炙)各等分。

上为剉散。每服四钱,水盏半,姜三片、乌梅半个,煎七分,去滓,食前服。筋痿脚弱,镑鹿角屑同煎。

分析

木运不及之岁,金乘木,燥乃盛行,则见中清,胁肋、小腹痛,肠鸣溏泄;燥气偏胜,火气来复,燥热相交则见疮疡、痤痱、痈肿、咳而衄。

酸以扶木,兼治火复,辛以佐金。乌梅酸涩平、木瓜酸温、牛膝苦甘酸平、白芍苦酸微寒收肺补肺,兼治火复;姜辛温以宣肺;肉苁蓉甘咸温、熟地黄甘微温、当归甘辛温、甘草甘平以缓肝。

2. 六癸年

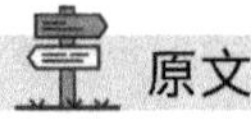

原文

遇六癸年,伏明之纪,岁火不及,寒乃盛行,民病胸痛,胁支满,膺背肩胛、两臂内痛,郁冒,蒙昧,心痛暴喑,甚则屈不能伸,髋髀如别。为土所复,则反惊溏,食饮不下,寒中肠鸣,泄注腹痛,暴挛痿痹,足不能任身。

黄芪茯神汤

治心虚挟寒,心胸中痛,两胁连肩背,肢满噎塞,郁冒蒙昧,髋髀挛痛,不能屈伸。或下利溏泄，饮食不进，腹痛，手足痿痹，不能任身。

黄芪、茯神、远志（去心，姜汁淹，炒）、紫河车、酸枣仁（炒）各等分。

上剉散。每服四大钱，水盏半，姜三片、枣一个，煎七分，去滓，食前服。

分析

火运不及之岁，水乘火，寒乃盛行，则见胸痛，胁支满，膺、背、肩、胛、两臂内痛，郁冒，蒙昧，心痛暴喑；寒乃大行，肾气不化，则见髋髀如别，屈不能伸；寒气偏胜，土气来复，则见溏泻、食饮不下、寒中肠鸣、泄注腹痛、暴挛痿痹、足不能任身。

甘热以治，佐以苦辛。黄芪甘微温、茯苓甘淡平、枣甘温治以除热，紫河车甘咸温、远志苦辛温、姜辛温治以为佐。

3. 六己年

原文

遇六己年，卑监之纪，岁土不及，风气盛行，民病飧泄霍乱，体重腹痛，筋骨繇并，肌肉瞤酸，善怒。为金所复，则反胸胁暴痛，下引小腹，善太息，气客于脾，食少失味。

白术厚朴汤

治脾虚风冷所伤，心腹胀满疼痛，四肢筋骨重弱，肌肉瞤动酸痳，喜怒，霍乱吐泻。或胸胁暴痛，下引小腹，善太息，食少失味。

白术、厚朴（姜炒）、半夏（汤洗）、桂心、藿香、青皮各三两，干姜（炮）、甘草（炙）各半两。

上剉散。每服四钱，水盏半，姜三片、枣一枚，煎七分，去滓，食前服之。

分析

土运不及之岁，木乘土，风气盛行，则见飧泄霍乱、体重腹痛、肢体痉挛抽动、肌肉酸、善怒；风气偏胜，金气来复，则见胸胁暴痛，下引小腹，善太息，气客于脾，食少失味。

甘以扶土健脾，辛温以助金制木，苦温以助火克金抑木。白术甘苦温、甘草甘平以缓肝补脾，厚朴苦辛温、青皮苦辛温以泻脾湿，半夏辛温、桂心辛甘热、藿香辛微温、炮姜苦涩温助肺金制肝木。

4. 六乙年

原文

遇六乙年，从革之纪，岁金不及，炎火盛行，民病肩背瞀重，鼽嚏，血便注下。为水所复，则反头脑户痛，延及囟顶，发热口疮，心痛。

紫菀汤

治肺虚感热，咳嗽喘满，自汗衄血，肩背瞀重，血便注下。或脑户连囟顶痛，发热口疮，心痛。

紫菀茸、白芷、人参、甘草（炙）、黄芪、地骨皮、杏仁（去皮尖）、桑白皮（炙）各等分。

上㕮散。每服四钱，水盏半，枣一枚、姜三片，煎七分，去滓，食前服之。

分析

金运不及之岁，火乘金，炎火盛行，则见肩背瞀重、鼽嚏、血便注下；火气偏胜，水气来复，则见头脑户痛，延及囟顶，发热，口疮，心痛。

辛寒以治，佐以苦甘。白芷辛温、生姜辛温以助金，人参甘微苦微温、桑白皮甘寒、黄芪甘微温、地骨皮甘寒、甘草甘平、枣甘温培土生金抑火，紫菀苦辛甘微温、杏仁苦微温泻肺气上逆。

5. 六辛年

原文

遇六辛年，涸流之纪，岁水不及，湿乃盛行，民病肿满身重，濡泄寒疡，腰、腘、腨、股、膝痛不便，烦冤足痿，清厥，脚下痛，甚则跗肿，肾气不行。为木所复，则反面色时变，筋骨并辟，肉瞤，目视䀮䀮，肌肉胗发，气并膈中，痛于心腹。

五味子汤

治肾虚坐卧湿地，腰膝重着疼痛，腹胀满，濡泄无度，步行艰难，足痿清厥，甚则浮肿，面色不常。或筋骨并辟，目视䀮䀮，膈中咽痛。

五味子、附子（炮，去皮脐）、巴戟（去心）、鹿茸（燎去毛，酥炙）、山茱萸、熟地黄、杜仲（制炒）各等分。

上㕮散。每服四钱，水盏半，姜七片，盐少许，煎七分，去滓，食前服之。

分析

水运不及之岁，土乘水，湿乃盛行，则见肿满身重，濡泄寒疡，腰、腘、腨、股、膝痛不便，烦冤足痿，清厥，脚下痛，甚至跗肿；湿气偏胜，木气来复，则见面色时变、筋骨并辟、肉瘛、目视、肌肉胗疮、气并膈中、痛于心腹。

辛温以补肾疏肝，酸以泻肝气，甘以缓肝急。杜仲甘温、巴戟天辛甘微温、附子辛甘大热可温肾散肝补肝，五味子酸甘温、山茱萸酸涩微温以泻肝，鹿茸甘咸温、熟地黄甘微温以缓肝苦急。

二、六气时行民病证治方

陈无择依据《黄帝内经·素问》五运六气气候变化规律，按照六气司天和在泉的气候变化特点、各岁客气 6 个时段气候特点，以及民病症状创立了六气方。六气方有六首，即太阳寒水司天之静顺汤、阳明燥金司天之审平汤、少阳相火司天之升明汤、太阴湿土司天之备化汤、少阴君火司天之正阳汤、厥阴风木司天之敷和汤。

(一)辰戌之岁

原文

辰戌之岁，太阳司天，太阴在泉，气化运行先天。初之气，乃少阳相火加临厥阴风木，民病瘟，身热头疼，呕吐，肌腠疮疡；二之气，阳明燥金加临少阴君火，民病气郁中满；三之气，太阳寒水加临少阳相火，民病寒，反热中，痈疽注下，心热瞀闷；四之气，厥阴风木加临太阴湿土，风湿交争，民病大热少气，肌肉痿，足痿，注下赤白；五之气，少阴君火加临阳明燥金，民气乃舒；终之气，太阴湿土加临太阳寒水，民乃悽惨孕死。治法，用甘温以平水，酸苦以补火，抑其运气，扶其不胜。

静顺汤

治辰戌岁，太阳司天，太阴在泉，病身热头痛，呕吐，气郁中满，瞀闷少气，足痿，注下赤白，肌腠疮疡，发为痈疽。

白茯苓、木瓜干各一两，附子(炮，去皮脐)、牛膝(酒浸)各三分，防风(去叉)、诃子(炮，去核)、甘草(炙)、干姜(炮)各半两。

上为剉散。每服四大钱，水盏半，煎七分，去滓，食前服。其年自大寒至春分，宜去附子，加枸杞半两；自春分至小满，依前入附子、枸杞；自小满至大暑，去附子、木瓜、干姜，加人参、枸杞、地榆、香白芷、生姜各三分；自大暑至秋分，依正方，加石榴皮半两；自秋分至小雪，依正方；自小雪至大寒，去牛膝，加当归、芍药、阿胶炒各三分。

分析

辰戌之岁，太阳寒水司天，太阴湿土在泉，陈无择静顺汤制方原则是抑其运气，扶其不胜。因此，静顺汤中白茯苓、甘草甘平，防风甘温，扶其所不胜之土气以健脾祛湿；木瓜酸温、牛膝酸苦，培木气以生火气，诃子苦温、附子、干姜辛热则直接助阳气以散寒。其共同作用为扶其不及，抑其有余，温阳散寒，健脾除湿。

辰戌之年静顺汤六气各时段药物加减：初之气自大寒至春分，客气为少阳相火，故去辛热之附子，加枸杞子滋阴清热。二之气自春分至小满，客气为阳明燥金，为主气少阴君火所克，因此加附子辛温之药助肺金之气，兼用枸杞子滋阴清火以抑君火。三之气自小满至大暑，客气为太阳寒水，克制主气少阳相火，民病寒，热郁于内，故去附子、干姜辛燥之药，去木瓜酸温以防其助木生火，且加入人参、枸杞子、地榆滋阴泻火。四之气自大暑至秋分，客气为厥阴风木，主气太阴湿土，风湿交争，故加石榴皮酸温柔木助火。五之气自秋分至小雪，客气为少阴君火，主气为阳明燥金，火克金，故依正方。六之气自小雪至大寒，客气为太阴湿土，主气为太阳寒水，寒湿交加，故去牛膝苦寒之品，加当归、芍药、炒阿胶甘温以胜湿去寒。

(二)卯酉之岁

原文

卯酉之岁，阳明司天，少阴在泉，气化运行后天。初之气，太阴湿土加厥阴木，此下克上。民病中热胀，面目浮肿，善眠，鼽衄嚏欠，呕吐，小便黄赤，甚则淋。二之气，少阳相火加少阴君火，此臣居君位，民病疠大至，善暴死。三之气，阳明燥金加少阳相火，燥热交合，民病寒热。四之气，太阳寒水加太阴湿土，此下土克上水。民病暴仆，振栗谵妄，少气，咽干引饮，心痛，痈肿疮疡，寒疟，骨痿，便血。五之气，厥阴风木加阳明燥金，民气和。终之气，少阴君火加太阳寒水，此下克上，民病温。治法宜咸寒以抑火，辛甘以助金，汗之，清之，散之，安其运气。

审平汤

治卯酉之岁，阳明司天，少阴在泉，病者中热，面浮鼻鼽，小便赤黄，甚则淋，或疠气行，善暴仆，振栗谵妄，寒疟，痈肿，便血。

远志(去心，姜制炒)、紫檀香各一两，天门冬(去心)、山茱萸各三分，白术、白芍药、甘草(炙)、生姜各半两。

上剉散。每服四钱，水盏半，煎七分，去滓，食前服。自大寒至春分，加白茯苓、半夏汤洗去滑、紫苏、生姜各半两；自春分至小满，加玄参、白薇各半两；自小满至大暑，去远志、山茱萸、白术，加丹参、泽泻各半两；自大暑至秋分，去远志、白术，加酸枣仁、车前子各半两；自秋分直至大寒，并依正方。

分析

卯酉之岁，阳明燥金司天，少阴君火在泉，且少阴君火克阳明燥金，因此出现中热、小便黄赤等症。陈无择审平汤制方原则是咸寒以抑火，辛甘以助金，汗之、清之、散之，安其运气。审平汤中紫檀香咸寒而抑火，山茱萸酸温，白术、甘草甘温而补土生金；其火热之气赖生姜汗之，远志散之，白芍、天冬清之。诸药共同作用以安其运气。

卯酉之年审平汤六气各时段药物加减：初之气自大寒至春分，客气为太阴湿土，主气厥阴风木，木克土，故加茯苓甘淡以助脾土，半夏、紫苏、生姜味辛之品佐金抑制木。二之气自春分至小满，客气为少阳相火，主气少阴君火，二火相逢，故加玄参、白薇滋阴泻火兼以凉血。三之气自小满至大暑，客气为阳明燥金，主气少阳相火，燥热相合，故去远志、山茱萸、白术温性之品，加丹参苦寒泻火、泽泻咸寒生水。四之气自大暑至秋分，客气为太阳寒水，主气太阴湿土，寒湿交争，故加酸枣仁扶木胜湿、车前子祛湿利水，因少阴君火在泉，故去远志、白术苦温以防少阴君火太过。五之气自秋分至大寒，客气为厥阴风木，主气为阳明燥金，依正方。六之气自小雪至大寒，客气为少阴君火，主气为太阳寒水，依正方。

(三)寅申之岁

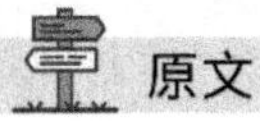

原文

寅申之岁，少阳相火司天，厥阴风木在泉，气化运行先天。初之气，少阴君火加厥阴木，民病温，气拂于上，血溢目赤，咳逆头痛，血崩胁满，肤腠中疮；二之气，太阴土加少阴火，民病热郁，咳逆呕吐，胸嗌不利，头痛身热，昏愦脓疮；三之气，少阳相火加相火，民病热中，聋瞑，血溢脓疮，咳呕鼽衄，渴，嚏欠，喉痹目赤，善暴死；四之气，阳明金加太阴土，民病满，身重；五之气，太阳水加阳明金，民避寒邪，君子周密；终之气，厥阴木加太阳水，民病开闭不禁，心痛，阳气不藏而咳。治法宜咸寒平其上，辛温治其内，宜酸渗之，泄之，渍之，发之。

升明汤

治寅申之岁，少阳相火司天，厥阴风木在泉，病者气郁热，血溢目赤，咳逆头痛，胁满呕吐，胸臆不利，聋瞑渴，身重心痛，阳气不藏，疮疡烦躁。

紫檀香、车前子（炒）、青皮、半夏（汤洗）、酸枣仁、蔷蘼、生姜、甘草（炙）各半两。

上为剉散。每服四钱，水盏半，煎七分，去滓，食前服。自大寒至春分，加白薇、玄参各半两；自春分至小满，加丁香一钱；自小满至大暑，加漏芦、升麻、赤芍药各半两；自大暑至秋分，加茯苓半两；自秋分至小雪，依正方；自小雪至大寒，加五味子半两。

分析

寅申之岁，少阳相火司天，厥阴风木在泉，且厥阴风木生少阳相火，风火相煽，火热加剧，因此出现血溢、目赤、聋瞑渴、疮疡、烦躁等火热之症。陈无择升明汤制方原则为咸寒以平其上，辛温治其内，宜酸渗之、泄之、渍之、发之。升明汤中紫檀香咸寒以平其火气，半夏、青皮、生姜辛味之品扶金抑木，车前子甘寒以泻热，酸枣仁、蔷薇味酸以收肝木。

寅申之年升明汤六气各时段药物加减：初之气自大寒至春分，客气为少阴君火，主气为厥阴风木，风火相煽，故加白薇、玄参滋阴泻火。二之气自春分至小满，客气为太阴湿土，主气为少阴君火，加丁香辛燥以胜湿。三之气自小满至大暑，客、主二气皆为少阳相火，故加漏芦、升麻、赤芍苦味之品以泻火。四之气自大暑至秋分，客气为阳明燥金，主气太阴湿土，加茯苓。五之气自秋分至小雪，客气为太阳寒水，主气为阳明燥金，依正方。六之气自小雪至大寒，客气为厥阴风木，主气为太阳寒水，故加五味子酸温之品柔木祛寒。

(四)丑未之岁

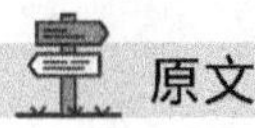

原文

丑未之岁，太阴湿土司天，太阳寒水在泉，气化运行后天。初之气，厥阴风木加风木，民病血溢，筋络拘强，关节不利，身重筋痿；二之气，大火正，乃少阴君火加君火，民病温疠盛行，远近咸若；三之气，太阴土加少阳火，民病身重胕肿，胸腹满；四之气，少阳相火加太阴土，民病腠理热，血暴溢，疟，心腹䐜胀，甚则浮肿；五之气，阳明燥金加阳明燥金，民病皮肤寒气及体；终之气，太阳寒水加寒水，民病关节禁固，腰脽痛。治法用酸以平其上，甘温治其下，以苦燥之、温之，甚则发之、泄之，赞其阳火，令御其寒。

备化汤

治丑未之岁，太阴湿土司天，太阳寒水在泉，病者关节不利，筋脉拘急，身重萎弱，或温疠盛行，远近咸若，或胸腹满闷，甚则浮肿，寒疟血溢，腰脽痛。

木瓜干、茯神(去木)各一两，牛膝(酒浸)、附子(炮，去皮脐)各三分，熟地黄、覆盆子各半两，甘草一分，生姜三分。

上为剉散。每服四大钱，水盏半，煎七分，去滓，食前服。自大寒至春分，依正方；自春分至小满，去附子，加天麻、防风各半两；自小满至大暑，加泽泻三分；自大暑直至大寒，并依正方。

分析

丑未之岁，太阴湿土司天，太阳寒水在泉，且太阴湿土克太阳寒水，因此天气变化以太阴湿土为主，疾病也以胸腹满闷、水肿、腰痛等湿邪之症为主，又兼见寒邪之症。陈无择备化汤制方原则为酸以平其上，甘温治其下，以苦燥之、温之，甚至发之、泄之，赞其阳火，令御其寒。备化汤中木瓜、牛膝味酸，补厥阴风木之气以平太阴湿土之气；附子、生姜温热，茯神、熟地黄、覆盆子、甘草甘淡、甘温同行，利水除寒。

丑未之年备化汤六气各时段药物加减：初之气自大寒至春分，客、主二气皆为厥阴风木，且太阴湿土司天，风湿相合，依正方。二之气自春分至小满，客、主二气皆为少阴君火，故去辛热之附子，加天麻、防风甘平之品补土生金。三之气自小满至大暑，客气为太阴湿土，主气为少阳相火，故加泽泻甘寒以补土胜湿兼泻火。自大暑至大寒，皆依正方。

(五)子午之岁

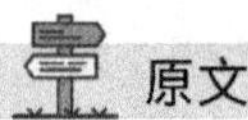
原文

子午之岁，少阴君火司天，阳明燥金在泉，气化运行先天。初之气，太阳水加厥阴木，民病关节禁固，腰脽痛，中外疮疡；二之气，厥阴风木加少阴君火，民病淋，目赤，气郁而热；三之气，少阴君火加少阳火，民病热厥心痛，寒热更作，咳喘目赤；四之气，太阴土加湿土，民病黄瘅鼽衄，嗌干吐饮；五之气，少阳火加阳明金，民乃康；终之气，阳明金加太阳水，民病上肿咳喘，甚则血溢，下连少腹，而作寒中。治法宜咸以平其上，苦热以治其内，咸以软之，苦以发之，酸以收之。

正阳汤

治子午之岁，少阴君火司天，阳明燥金在泉，病者关节禁固，腰痛，气郁热，小便淋，目赤心痛，寒热更作，咳喘。或鼻鼽，嗌咽吐饮，发黄瘅，喘，甚则连小腹而作寒中，悉主之。

白薇、玄参、川芎、桑白皮(炙)、当归、芍药、旋覆花、甘草(炙)、生姜各半两。

上剉散。每服四钱，水盏半，煎七分，去滓，食前服。自大寒至春分，加杏仁、升麻各半两；自春分至小满，加茯苓、车前子各半两；自小满至大暑，加杏仁、麻仁各一分；自大暑至秋分，加荆芥、茵陈蒿各一分；自秋分至小雪，依正方；自小雪至大寒，加紫苏子半两。

分析

子午之岁，少阴君火司天，阳明燥金在泉，且少阴君火克阳明燥金，因此气候以热为主，疾病多以气郁热、小便淋、目赤心痛、鼻衄等火热之邪为主症。陈无择正阳汤制方原则为咸以平其上，苦热以治其内，咸以软之，苦以发之，酸以收之。正阳汤中旋覆花、玄参咸寒以平其少阴君火之气；白薇苦从内泄其火气，川芎、当归、生姜辛温助阳明燥金之气反侮少阴君火，桑白皮甘寒抑其火气，三方面共同作用，使少阴君火之气平和。

正阳汤六气各时段药物加减：初之气自大寒至春分，客气为太阳寒水，主气为厥阴风木，故加杏仁、升麻辛温之品生金温水。二之气自春分至小满，客气为厥阴风木，主气为少阴君火，风火相煽，故加车前子、茯苓咸甘之品以泻火。三之气自小满至大暑，客气为少阴君火，主气为少阳相火，二火相逢，故加杏仁、麻仁苦味之品泻热兼以滋养阴液。四之气自大暑至秋分，客、主二气皆为太阴湿土，加荆芥辛温化湿、茵陈利水祛湿。五之气自秋分至小雪，客气为少阳相火，主气为阳明燥金，依正方。六之气自小雪至大寒，客气为阳明燥金，主气为太阳寒水，金水相生，故加紫苏子辛温以防寒水太过。

(六)巳亥之岁

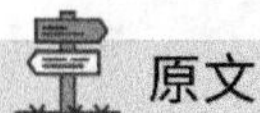

原文

巳亥之岁，厥阴风木司天，少阳相火在泉，气化运行后天。初之气，阳明金加厥阴木，民病寒于右胁下；二之气，太阳水加少阴火，民病热中；三之气，厥阴木加少阳火，民病泪出，耳鸣掉眩；四之气，少阴火加太阴土，民病黄瘅胕肿；五之气，太阴土加阳明金，燥湿相胜，寒气及体；终之气，少阳火加太阳水，此下水克上火，民病瘟疠。治法，宜用辛凉平其上，咸寒调其下，畏火之气，无妄犯之。

敷和汤

治巳亥之岁，厥阴风木司天，少阳相火在泉，病者中热，而反右胁下寒，耳鸣，泪出，掉眩，燥湿相搏，民病黄瘅，浮肿，时作瘟疠。

半夏(汤洗)、枣子、五味子、枳实(麸炒)、茯苓、诃子(炮，去核)、干姜(炮)、橘皮、甘草(炙)各半两。

上为剉散。每服四钱，水盏半，煎七分，去滓，食前服。自大寒至春分，加鼠粘子一分；自春分至小满，加麦门冬去心、山药各一分；自小满至大暑，加紫菀一分；自大暑至秋分，加泽泻、山栀仁各一分；自秋分直至大寒，并依正方。

分析

巳亥之岁，厥阴风木司天，少阳相火在泉，木生火，因此气候以火热为主，疾病多以中热、耳鸣、掉眩等火热上扰之症为主。陈无择敷和汤制方原则为辛凉平其上，咸寒调其下，畏火之气，无妄犯之。敷和汤中枳实苦寒泄热，五味子味酸以泻风木，半夏、干姜、橘皮辛温补阳明燥金之气以抑厥阴风木，共同制约风木，以防风火相煽太过，兼用茯苓、甘草、大枣甘味之品扶助土气。

敷和汤六气各时段药物加减：初之气自大寒至春分，客气为阳明燥金，主气为厥阴风木，故加牛蒡子味辛之品，引全方以入肺金。二之气自春分至小满，客气为太阳寒水，主气为少阴君火，故加麦冬、山药。三之气自小满至大暑，客气为厥阴风木，主气为少阳相火，风火相煽，故加紫菀苦味之品泻热。四之气自大暑至秋分，客气为少阴君火，主气为太阴湿土，故加泽泻、山栀子咸苦寒泄热之品，制其火热之气。自秋分至大寒，皆依正方。

第三章

五运六气膏滋方的理论与临床

第一节 五运六气膏滋方的理论基础

一、五运六气膏滋方话源

五运六气膏滋方源头为江南民间冬令时用做调补、治未病的膏方。龙砂医学流派传承工作室对江浙一带冬季服用膏滋方进补的民俗进行了调查，发现民间服用膏滋方进补的民俗范围主要是江南苏锡常沪和浙北地区。环太湖的龙砂文化区是膏滋方民俗的中心，在龙砂文化区的民间至今流传着冬季自己制作膏滋的传统。

膏滋方或膏方在江浙一带是一个已约定俗成的有特定概念的名词，具有医学上的特殊含义。膏滋方黏稠，在体内停留时间长，比其他剂型能更好地发挥滋养作用。《灵枢·五癃津液别》云："五谷之津液，和合而为膏者，内渗入于骨空，补益脑髓"，冬令进补以填补命门元精为主，膏滋方就比较适合。

五运六气膏滋理论源于龙砂医学流派冬季膏滋方的肾藏精理论，顺应天时以补命门之不足，达到治未病的目的。龙砂医学流派弟子们在冬季进行膏滋方调理时发现，服用膏滋方后，某些慢性病可以得到很好的控制。山东中医药大学附属医院龙砂医学流派弟子谭智敏教授、吴波教授、郭良清教授在此思路的启发下，深刻体会中医八大剂型之一膏剂的治疗优势，以五运六气理论为指导，将膏滋方应用到慢性病的日常调理中，形成了五运六气膏滋方。它同样在临床上收到良好疗效，扩大了江南膏滋方的临床实践。

二、五运六气膏滋的作用

(一)疗虚损

虚损之病因可概括为3类。①先天禀赋偏差:由于父母身体孱弱或胎孕时期失于调养,以致出生后禀赋不足,幼多惊风、骨软行迟、语迟手颤、头摇目眩等,又称为先天不足。②后天失养:后天体质是在成长过程中,受地域、气候、饮食、社会压力、七情、劳倦、外伤等因素所形成的体质改变。若后天失于调养,后天体质发生改变,也会导致虚损。③医药所伤:中药、西药的失治误治,手术、放射治疗等治疗损伤等。

《理虚元鉴》提出"治虚三本":"治虚有三本,肺、脾、肾是也。肺为五脏之天,脾为百骸之母,肾为性命之根,治肺、治脾、治肾,治虚之道毕矣。"治肺要清金保肺,无犯中州之土;治脾要培土调中,不损至高之气;治肾要金行清化,不觉水自流长,金水才能归于一致。同时,治疗时还应强调治脾不可过燥,以免影响肺之清肃;治肾不可过用苦寒,以免妨碍中州脾土的运化。

《灵枢·五癃津液别》云:"五谷之津液,和合而为膏者,内渗入于骨空,补益脑髓。"膏剂是八大剂型中最具滋润补虚功能的剂型。五运六气膏滋方经过久煎取汁,浓缩而取其精华,是疗虚损的最佳剂型。药汁的形质重,取其药之味,以归五脏,可补益形损,《黄帝内经》也强调"形不足,补之以味"。

(二)除菀陈

五运六气膏滋通过推陈出新、扶正祛邪,达到"菀陈则除之"的目的。秦伯未《膏方大全》中指出:"膏方并非单纯补剂,乃包含救偏却病之义。"五运六气膏滋方不仅是滋补强壮的药品,更是治疗慢性病的最佳剂型,具有扶正祛邪、推陈出新之功。《素问·针解》指出"菀陈则除之",言脉络之中气血瘀久者,以针刺去之。五运六气膏滋方内服也可以扶助脏腑阴阳气血,浸渍于经络,祛除久病沉疴。

三、五运六气膏滋的适用范围

(一)因虚损而致实

慢性病、久病、体质性疾病、老年病都会导致患者出现不同程度的虚损,常见的有冠状动脉粥样硬化型心脏病(简称冠心病)、糖尿病、风湿病、慢性阻塞性肺病、哮喘、变应性鼻炎、颈椎病等疾病,还有一些失眠、健忘、心烦、乏力、压抑、饮食不佳等亚健康状态。久病往往正气亏损,邪气盘踞,正气抗邪无力,出现邪实症状,可采用扶正祛邪的组方原则,应用五运六气膏滋方进行调治。

(二)因实而致虚

(1)手术后,患者正气大伤,出现乏力、虚弱、食欲下降等多种不适症状,此时运用五运六气膏滋方主要以改善体内环境为主,结合中药培补气血,尽快恢复患者抵抗能力。对于手术后患者或肿瘤放射、化学治疗之后正气亏损的患者,五运六气膏滋方具有平衡阴阳、培补五脏、扶正祛邪、调和气血的多方面功效。

(2)放射、化学治疗后,患者容易出现胃肠道反应,肝、肾功能损害,骨髓抑制等问题,五运六气膏滋方的使用目的主要以提高患者生活质量为主,并巩固治疗效果。

四、五运六气膏滋的组方原则

(一)必先岁气,无伐天和

中医学理论中的天有两层意思,一是要考虑发病之年与就诊之年的五运六气,二是要重视患者的先天体质。临床治疗时,医师应推敲斟酌,与何气运相合,确定主要病机。

1.先天体质与发病

五运六气理论认为,天地以五运六气的形式孕育万物。五运的岁运、主运、客运,六气的主气、客气,五运与六气相合之运气同化、运气异化等不同,使生命具有万般模样的同时,也具备了有规律可循的运动轨迹。五运六气理论用十天干、十二地支相合的干支模式来演示其中种种变化周期,《黄帝内经》非常重视人的生命的这种规律。《素问·六微旨大论》:"出入废则神机化灭,升降息则气立孤危。故非出入,则无以生长壮老已;非升降,则无以生长化收藏。是以升降出入,无器不有。故器者生化之宇,器散则分之,生化息矣。故无不出入,无不升降。化有小大,期有近远,四者之有,而贵常守,反常则灾害至矣。故曰:无形无患。此之谓也。帝曰:善。有不生不化乎?岐伯曰:悉乎哉问也!与道合同,惟真人也。"五运六气造化生命,人出生之后,先天转后天,作为一个独立的生命个体接通天地,五脏六腑亢害承制、升降出入步入正常的生命轨道,开启天地人合一的生命之旅。

《素问·宝命全形论》言:"人以天地之气生,四时之法成。"体质的形成是先后天因素共同作用的结果,表现为不同形态结构、生理功能和心理状态等方面的固有特质。先天禀赋,即出生时的五运六气环境及父母的遗传因素,是体质形成的重要因素,在不同五运六气时段出生的人,会秉承相应时期的五运六气条件造就的特殊五运六气体质。《素问·五常政大论》言:"岁有胎孕不育,治之不全,何气使然？岐伯曰：六气五类，有相胜制也，同者盛之，异者衰之，此天地之道，生化之常也。”故论及疾病顺逆缓急与诊治防变，必先立于天人合一。

《灵枢·通天》均将人按五行进行分类，清代黄元御认为《灵枢·通天》据人秉自然五运之气厚薄多少，提出阴阳五态人的概念，在《素灵微蕴》中提出：“太阴之人，秉水气也，太阳之人，秉火气也，少阴之人，秉金气也，少阳之人，秉木气也，阴阳和平之人，秉土气也。”《灵枢·阴阳二十五人》又根据五气所盛衰的不同部位，再分为二十五人。

五运六气体质的应用一般规律是根据患者的出生年天干、地支，初步建立脏腑偏胜偏衰的模型。天干、地支对体质的形成具有不同的规律，《素问·五常政大论》曰：“故气主有所制，岁立有所生，地气制己胜，天气制胜己，天制色，地制形，五类衰盛，各随其气之所宜也。”天干规律：太过之年，所克之五行对应的本藏为年运弱藏；不及之年，不及之五行对应的本藏为年运弱藏。司天在泉规律：“地气制己胜，天气制胜己。”张介宾注释：“地气制己胜，谓以己之胜，制彼之不胜，如以我之木，制彼之土也。天气制胜己，谓司天之气，能制夫胜己者也。如丁丑、丁未，木运不及，而上见太阴，则土齐木化，故上宫与正宫同。”五运六气相合，天人交感，人形之寒热虚实动变皆可察也。盖五脏乃化气舍神之器，其通过五味阴阳补泻，或收或散，或软或坚，随其利而行之，达到调气立而定内外，守神机而归所喜的效果。五运六气理论的应用需立足于天人合一之道，遵“合人形以法四时五行而治”之旨，谨守病机，依据脏腑强弱与五运六气胜复规律把握气立与神机升降出入之动变，并通过药物四气五味的配伍化合，折其郁气，赞所不胜，从而执简驭繁，规避固守因循之弊。

2.运用三因司天方

善用五运六气理论，注重调天人关系是龙砂医家的独门绝技。五运六气膏滋组方可根据患病当年五运六气、就诊之年的五运六气，综合分析五运六气盛衰，运用三因司天方，调整天人之偏。

使用三因司天方不能生搬硬套，应根据患病之年、就诊之年、发病之年五运六气进行综合分析。临证要分析岁运、主运、客运、司天之气、在泉之气、主气、客气的气运化合，密切观察当下气运的状态及其对患者的影响，以及患者所患疾病的脏腑、经络与邪气所在。金代医家张从正提出的“病如不是当年气，看与何年运气同，便向某年求活法，方知都在至真中”，这对于灵活运用五运六气具有很高的指导意义。顾植山教授指出，临证当观察气象、物象、病象的动态变化，做到“握机于病象之先”，圆机活法才能更好地应用于临床，即“不以数推，以象之谓”。

对于五运六气，不宜拘泥于推演的结果，应当随机达变，因时、因地、因人制宜，多角度综合分析。

三因司天方是针对五运六气病机的16个套路。十六首方经龙砂医家，尤其是姜氏世医的实践、验证、阐扬，并有缪问进行注解。顾植山教授及龙砂医学流派弟子将十六首方用之于临床，确有实效，且每收奇效。三因司天方不仅用于时病，而且可以广泛用于各种杂病，同时还可作为五运六气体质方进行运用。

《三因司天方》书中记载了根据岁运和司天在泉所立十六首方，称为三因司天方。十首五运时气民病证治方(五运方)是根据天干、地支年份中岁运变化而设。六首六气时行民病证治方(六气方)是根据司天之气(岁气)变化而设，每方后均有所加减。具体如下。

(1)六甲年——附子山茱萸汤(肾经受湿)。

(2)六乙年——紫菀汤(肺虚感热)。

(3)六丙年——川连茯苓汤(心虚为寒冷所中)。

(4)六丁年——苁蓉牛膝汤(肝虚为燥热所伤)。

(5)六戊年——麦门冬汤(肺经受热)。

(6)六己年——白术厚朴汤(脾虚受风冷)。

(7)六庚年——牛膝木瓜汤(肝虚遇岁气，感受燥湿)。

(8)六辛年——五味子汤(肾虚受湿)。

(9)六壬年——苓术汤(脾胃感风)。

(10)六癸年——黄芪茯神汤(心虚挟寒)。

(11)子午之岁，少阴司天，阳明在泉——正阳汤。

(12)丑未之岁，太阴司天，太阳在泉——备化汤。

(13)寅申之岁，少阳司天，厥阴在泉——升明汤。

(14)卯酉之岁，阳明司天，少阴在泉——审平汤。

(15)辰戌之岁，太阳司天，太阴在泉——静顺汤。

(16)巳亥之岁，厥阴司天，少阳在泉——敷和汤。

(二)运用开阖枢理论

1.通过开阖枢来确定组方的方向

《素问·阴阳离合论》曰："圣人南面而立，前曰广明，后曰太冲，太冲之地，名曰少阴，少阴之上，名曰太阳……中身而上，名曰广明，广明之下，名曰太阴，太阴之前，名曰阳明……厥阴之表，名曰少阳……是故三阳之离合也，太阳为开，阳明为阖，少阳为枢。三经者，不得相失也，搏而勿浮，命曰一阳……外者为阳，内者为阴，然则中为阴，其冲在下，名曰太阴……太阴之后，名曰少阴……少阴之前，名曰厥阴……是故三阴之离合也，太阴为开，厥阴为阖，少阴为枢。三经者不得相失也，搏而勿沉，名曰一阴。”

古人将自然界阴阳气盛衰变化理解为一种周期性的离合运动。阴阳的离合过程形成了开、阖、枢 3 种状态，阴阳各有开、阖、枢，就产生了三阴三阳，名为太阳、少阳、阳明、太阴、少阴、厥阴。人气应天，“天有六气，人以三阴三阳而上奉之”。如《素问·至真要大论》所说“天地合气，六节分而万物化生矣”。三阴三阳既是对自然界阴阳离合的 6 个时段的划分，也是对人体气化 6 种状态的表述。因此，三阴三阳的开、阖、枢决定了六经各自的属性和不同的特点。

五运六气大家顾植山教授所作的阴阳离合图（见图 3-1）更好地诠释了阴阳离合论的内涵。顾植山教授认为，此图表达了六气的时空方位，可以认为是中医阴阳学说的基本图式，中医学中阴阳的许多概念可以从此图式中得到体现。三阴三阳的开、阖、枢是个非常重要的概念，是人体阴阳之气升降出入的主要依据，关系到中医基础理论的方方面面。三阳之开、阖、枢，为什么太阳为开，少阳为枢，阳明为阖？此图中可以看到，太阳寒水之气在东北方，冬至过后，正是阳气渐开之时，故为阳之开；阳明燥金之气在西北方，阳气渐收，藏合于阴，故为阳之阖；少阳相火之气在东南方，夏至太阳回归，阴阳转枢于此，故为阳之枢。三阴之开、阖、枢同理，太阴湿土之气在西南，夏至以后，阴气渐长，故为阴之开；厥阴风木之气居东向南，阴气渐消，并合于阳，故为阴之阖；阴君火之气在正北方，冬至阴极而一阳生，故为阴之枢。

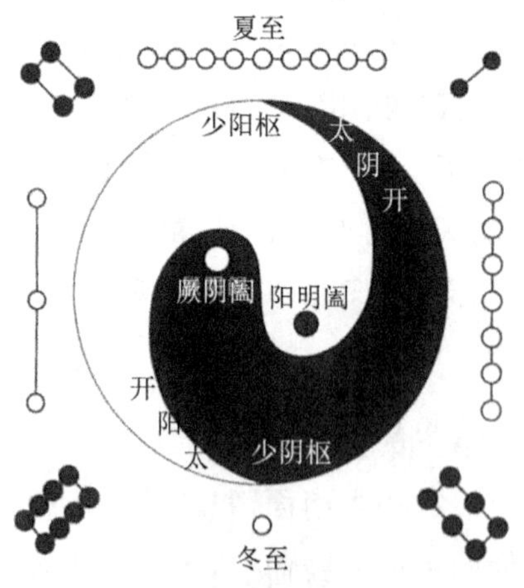

图 3-1　顾氏三阴三阳太极时相图(二)

冬服膏滋方要顺应养藏之道，藏气通于肾，填补命门，顺应冬至一阳生的思想，发挥少阴枢的作用，运精化气，使阳气渐生。肾命学家深得其中奥义，故张介宾提出“善补阳者，必于阴中求阳，则阳得阴助而生化无穷；善补阴者，必于阳中求阴，则阴得阳升而源泉不竭。”有些医师开膏滋方一味蛮补而产生一系列不良反应，这是开方医师的问题，而不是膏滋方的过错。但藏精还需化气，只讲补肾填精是不够的，龙砂膏滋方顺应冬至一阳生的气化规律，在温阳滋肾药中，常会酌加黄芪、桂枝等帮助阳气升发的药品。五运六气膏滋方讲究静中有动、动静结合，根据开阖枢及冬至一阳生思想，加用佐助太阳开和升的药物，是一种更高层次的动。

春季五运六气膏滋方顺应养生之道，调节木土关系，使厥阴的血气阖，太阳之寒水开。夏季五运六气膏滋方顺应养长之道，长气通于心，开少阳之枢机，益气阴或通心阳，疏通血脉。长夏五运六气膏滋方顺应养化之道，化气通于脾，太阴湿气化，清暑益气祛湿。秋季五运六气膏滋方顺应养收之道，收气通于肺，阖降阳明之燥气。一般的春夏养阳，以防滋腻厚重，多用素膏、清膏。秋冬养阴、收藏，多用荤膏。虚中夹实多用素膏、清膏。多虚少实者多用荤膏。

2.运用经方

在五运六气理论指导下应用经方，可以推动五运六气膏滋方的开、阖、枢。

(1)太阳为开：阳气上升，外则布散于表，主周身之表而为卫外之气也；内则脏腑经络，蒸腾气化，布散津液，为人体所用。太阳之位在东北方，其发于寒水之中，为寒为水。《素问·六微旨大论》云：“太阳之上，寒气治之。”太阳本寒标阳，标本异气，所以从标从本，其发病不离寒水与阳气两者之间的关系。《素问·阴阳离合论》云：“少阴之上，名曰太阳”，实为太阳出于少阴。其经为膀胱，实应肾水，水赖阳气之蒸腾宣化。所用之方剂多以宣通阳气，温化水邪为特点，如麻黄汤、桂枝汤、大小青龙汤、苓桂术甘汤等方剂，无不与水液代谢息息相关。

(2)阳明为阖：阳明经包括手阳明大肠经与足阳明胃经。太阳为阳气出表，阳明为阳气入里。出为阳升，入为阳降。阳明盛极而阖，为三阳之阖。《伤寒杂病论》中阴阳出入在阳明的状态即为阳明病。阳明不降(不阖)，胃肠功能失职。阳明阳热盛于内，治宜清之、泻之。阳明病的状态据阴阳气的多少，又有不同的病机转化。太阳开泄、少阳疏泄不及与太过，阳明阖于内的机制就会发生不同的变化。阳明与太阴相表里，阳明阖而太阴开。太阴不开，阳明不阖，营阴内耗，变生三阴证。

(3)少阳为枢：少阳既为上下升降之枢，亦为表里出入之枢。由枢则开阖之机见，升降得以正常，气立而生化。《素问·阴阳离合论》云："厥阴之表，名曰少阳"，少阳出于厥阴，阳气向上伸展是其运动状态。《素问·天元纪大论》曰："少阳之上，相火主之"，少阳主枢，若少阳受邪，枢机不利，郁而化火，苦从火化，火胜则干，故口苦，咽干。少阳为甲木，风虚动眩，皆属于木，故目眩也。

(4)太阴为开：阴气始生，阳气始降。太阴位西南，属土，主中州，喜燥恶湿。其标为阴，其本为湿，中见阳明，为阴脏，全赖阳气之动力，则可运化精微与布散。太阴主开之功能正常，则少阳枢转之阳气下降，温暖太阴脾土，脾土得运，中州得通，脾气不寒。若太阴主开之功能失司，则水湿无阳则无以运。太阴主腹，所以腹满者，地气不升也；地气不升，则天气不降，不降故上不能下，则食不下；不升则下不能上，自利益甚。太阴为阴中之至阴，阴寒在下，而湿气不化，故而时腹自痛。因此，太阴病多见阳虚不运，水湿内停之证，治用理中汤、四逆汤治之，以温阳化气。

(5)少阴为枢：夏至之后，太阳盛极而衰，阳明始阖于里（人之阳气下降），太阴始开于表。太阴开，少阴枢，厥阴阖，少阴为三阴之枢。少阴在脏为肾与心，肾为先天之太极，元阴元阳闭藏与生发的原动力。天之阴气渐盛于外，人之阳气闭藏于内。少阴为阳气出入三阴之枢机。足少阴为厥阴阖之枢机，手少阴为太阳开的枢机。《伤寒杂病论》少阴病的阴阳出入状态是心肾虚衰，水火不交。

(6)厥阴为阖：厥阴者，阴之极也。厥阴乃阴尽阳生之经，乃阴止而阳息之时。阖即将阴气关闭，以使阳气更好地生发。子夜之后，阳气渐生，得厥阴阖阴之助力，使阳气循少阳之道，破阴而出。因此，厥阴病通常有3个发展趋势：一者，厥阴者，阴之尽也。阴尽当阳复。若阴寒极盛，惟阴无阳，不得阳热之气化，则为厥阴寒证，见证为厥逆、寒利，甚则为除中、吐蛔，重者阴阳气不相顺接而为厥。所以厥阴病有多条条文提到死证。二者，《素问·六微旨大论》曰："厥阴之上，风气治之，中见少阳"，厥阴不从标本，从乎中见之气也。厥阴为肝经风木主气，阴极阳生，得中见少阳之化，阳热太过，则为厥阴热证，见证为发热、消渴，甚则为痈脓、喉痹等，此皆以中气为化也。三者，阴尽仍有阳升之望，若阴尽而中见少阳之气顺利而出，则为欲愈之候。因此，厥阴病中，阴尽与阳生是决定疾病发展的决定性因素。治疗厥阴病，纯补纯泻皆非所宜，寒温并施，调阴阳而使之相顺接才是根本方法。

(三)重视命门学说

《黄帝内经》言："命门者，目也。"肝开窍于目，精气注于目，故目为生命之门户，观目可查生机。《难经·三十六难》言："肾两者，非皆肾也，其左者为肾，右者为命门。命门者，诸神精之所舍，原气之所系也。"张元素在《脏腑标本虚实寒热用药式》提出“命门为相火之原”，陈士铎《石室秘录》云：“心得命门，而神明有主，始可以应物。肝得命门而谋虑，胆得命门而决断，胃得命门而能受纳，脾得命门而能转输，肺得命门而准节，大肠得命门而传导，小肠得命门而布化，肾得命门而作强，三焦得命门而决渎，膀胱得命门而收藏，无不借命门之火以温养之也。”以上为医经或医家分别从不同角度对命门进行阐释，究其实质，概命门为少阴之地，藏肾精而维系生命之根。

元明医家受宋明理学的启示，依据理学对太极阴阳的阐述，发掘了《黄帝内经》中蕴含的这一思想，开创了命门学说的新境界。江南肾命学派的理论将《黄帝内经》的“秋冬养阴”“肾藏精”“藏于精者，春不病温”等观念融合到命门学说中，冬令进补的思想也在命门学说的基础上得到深一层次的发展，龙砂医家又将在剂型方面适宜滋养的膏剂应用于冬令，膏滋方由此兴起。

因为冬季的阳气以精的形式封藏于正北少阴之位，故有少阴君火之说。北方坎卦阴中之一阳称龙火，即下降寄居于肾水中的心火(故命火与心火异名同源)。冬季封藏于少阴之位的阳气精华，是来年万物生发的原动力，为强调其对生命的重要性，因此称为命门。春夏阳气表现在外为浮，秋冬阳气收藏于内为沉。遵从七损、八益的原则，应春夏养阳、秋冬养阴。

冬至是阴极而阳生之时，冬至过后，日间便会逐渐变长，自冬至日起阳气渐渐回升，天地间阳气开始兴起、渐强，代表下一个循环开始。在阴极阳生之时，应服用一些滋补肾命的药物，有利于肾藏精的功能，但藏精还需化气，只讲补肾填精是不够的。五运六气膏滋方顺应冬至一阳生的气化规律，在温阳滋肾药中，常会酌加黄芪、桂枝等帮助阳气升发的药品。

(四)重视脾胃学说

脾胃为后天之本，转动中枢，以助四象。四季五运六气膏滋方皆遵循“四季脾旺不受邪”，运脾胃之中枢，以助木火土金之四象。五运六气膏滋方以滋润见长，顾护脾胃最为重要。临床开具五运六气膏滋方，需兼顾脾胃，可选择一些健运脾胃，助消受纳之品；在服用五运六气膏滋方前也可服用一些开路药。例如，制作五运六气膏滋方时多用砂仁伴炒熟地黄，以收行气和中、醒脾助运、灵动活泼之效。

(五)辨病证，重视专病专方

辨证论治是中医治疗疾病的选方用药的基本要求。《伤寒杂病论》各篇皆标明“病脉证治”，有是证，用是方。方证对应是大量中医文献的叙述形式。《金匮要略》中的各篇各病，病-证-方一贯相通，专病有专方，如百合病以百合剂为专方、血痹以黄芪桂枝五物汤为专方。徐灵胎在《兰台轨范》亦强调"一病必有主方，一方必有主药"。岳美中老先生总结其临证经验："我认为，中医治病，必须辨证论治与专方专药相结合，对于有确实疗效的专方专药必须引起高度的重视……要摸索出治某病的专方，必须在众多方药中去粗取精，不断筛选，才能得到，唯其如此，才更觉其可贵。"

总之，开具一料五运六气膏滋方，一是要有天人相应的整体观念，"顺天以察运，因变以求气"，以五运六气病机指导临床，可执简驭繁。二是要具备辨病-证的四诊合参之功力。三是要因时制宜，随机达变，顺势而为，因势利导。四是不断实践，积累经验，理论与临床不断磨合，方能得到升华。

五、五运六气理论应用思路与体会

《素问・至真要大论》云"审察病机，无失气宜"，强调了审察病机和岁气的重要性。五运六气理论指导临床的关键点就是审象握机。所谓审象，即察象、辨象。审象就是要审察、分析五象，即自然的天象、气象、物象，和人的证象、脉象，进而总结病机，然后随病机选方用药。选用五运六气膏滋方所遵循的也是这样的思维模式，可分为辨天、辨人、辨病证 3 个层次。

临证之时，首先望闻问切，采集患者的症状，归纳总结，辨六经，归五行，这是辨病证的过程。在此基础上还需辨人，根据患者平素的表现，结合其出生时的五运六气特点，分析其现有体质特点是否符合出生时的五运六气特点。如果患者平素体质特点与出生时五运六气特点相关，那抓病机之时就要考虑患者出生时的五运六气因素。辨病证、辨人之后，还需要进一步辨天，分析患者发病和就诊时的五运六气特点对患者症状的形成是否有影响。例如，患者出生于辛年，平素表现为怕冷、手足凉、腰酸腿软，那就可以判断出他出生时的辛年水运不及对他的影响仍然存在。现在又在辛年来就诊，发病也在当年，那么辨病证、辨人、辨天都指向辛年水不及，病机明确，随病机选用五味子汤治疗即可。

总之，一要审患者就诊时的证象、脉象，二要审患者出生时的五运六气特点是否与现有证象、脉象相关，三要审发病、就诊时的五象是否与患者的证象、脉象相关。审象握机并不是将患者出生时、发病时、就诊时的五运六气格局组合起来数推一个结果，而是以患者临床证象、脉象为基础，与这些五运六气格局的特点进行比较，寻找相关性，进而找出引起患者临床症状的病机。五运六气病机抓准后，五运六气膏滋方有以下几种应用思路。

(一)应就诊年五运六气特点的应用

《素问・天元纪大论》指出："气有多少，形有盛衰，上下相召，而损益彰矣。"

在天之三阴三阳气有多少，在地之五行形有盛衰，在天之气与在地之形相感召，而呈现损益或德化政令灾变，身处天地气交的万物由之，而人也应之。同样的年份，并非所有人都会感受当年的五运六气特点而发病。人是否会感受当年的五运六气特点而发病，要看人的体质与当年五运六气是否相关。也就是说，就诊患者是否可以用当年的五运六气膏滋方，要看他是否存在与当年五运六气相关的体质或发病诱因，临床表现是否符合就诊时的五运六气特点。

（二）应出生年五运六气特点的应用

出生时的五运六气特点反映的是出生时的在天之阴阳及在地之五行对人所产生的影响，因此可以作为分析就诊者体质特点的参考因素。然而，人又受生活环境变迁及逐年五运六气特点的影响，甚至还可能受一些特殊情况的影响，所以体质表现与出生时的五运六气特点未必一致。有些人的体质则可能在就诊时仍与出生时五运六气特点相关，其临证表现也与出生时五运六气特点一致，此时便可依其出生时的五运六气的特点选方。

（三）非就诊年或出生年五运六气特点的应用

很多患者的临证表现既不应就诊年的五运六气特点，也不应其出生年的五运六气特点。对于这类患者，有的要从发病年的五运六气特点去分析，有些则是要根据患者临床表现所呈现的病机、疾病演变过程中所经历的五运六气因素的影响等综合分析，查找其中的关联性，审定病机。

（四）同人同病不同年份的应用

使用三因司天方，可以同病异治，也可异病同治。同一种疾病，病机不同，可用不同三因司天方。即使是同一位患者在不同年份患同一疾病，也可能用不同的三因司天方。

（五）三因司天方加减的应用

应用三因司天方时，医师应从原方用起，有些时候临证表现会有一些明确的五运六气因素影响，可以进行相应的药物加减。

（六）三因司天方合方的应用

临床上，还有三因司天方合用之情况，多见于当年五运方与六气方相合。是否需要合方，用哪些方相合，要依据患者临证表现与五运六气因素分析的结果而定。

第二节　五运六气膏滋方的实践

一、五运六气膏滋方的优势

(一)服用方便

与中药汤剂相比,五运六气膏滋方省却了每日煎煮的麻烦,适宜长期服药者,而且五运六气膏滋方加工过程中,浓缩这一步骤使得药物浓度明显提高,大大地提高了药物的利用率,药效不变而体积变小,每次服用量也明显减少。同时,五运六气膏滋方制作时加入一些糖类调味,口感宜人,避免了汤剂苦涩的缺点。

(二)因人制方

五运六气膏滋方不同于中成药与保健品那样千人一方,而是根据患者体质及所患疾病进行详细的辨证论治。开具五运六气膏滋方之前,医师必须对五运六气膏滋方服用者进行详细诊察,结合服用者五运六气特点及现代医学仪器检查所得的资料,进行全面考虑、综合分析,最后才开具处方。因此,五运六气膏滋方真正体现出中医学辨证论治的精神。

(三)综合调理

五运六气膏滋方处方用药时,首先必须全面了解服用者阴阳、气血、脏腑、经络及正邪对立等状况,从而进行全面整体调理。因此,五运六气膏滋方的处方用药往往多达三五十味甚至更多,其预防治疗既有重点,又注意整体调理,力图恢复机体阴阳气血及脏腑经络的整体平衡。因此,五运六气膏滋方具有全面、整体、周到的特点,这是其他剂型不能达到的。

(四)补养结合

在五运六气膏滋方中除了使用一般的中药外,往往还使用一些贵重的中药,如人参、西洋参、冬虫夏草、鹿茸、紫河车、蛤蚧等,这些药物能大补元气、滋阴壮阳、填补精血,效高力宏。因此,五运六气膏滋方的补虚作用十分明显,能很好地治疗慢性虚弱性疾病。凡是阴阳气血不足所致的虚弱之体,如病后、产后、手术后等正气尚未复元之人,先天不足或后天失养的体虚儿童及亚健康人群,均可用五运六气膏滋方进行调养。

(五)作用温和而持久

五运六气膏滋方中一般都会使用饴糖、蜂蜜、冰糖、阿胶、龟甲胶、鳖甲胶等药物进行调制收膏,这就决定了五运六气膏滋方具有偏于滋润、作用缓和、药效持久的特性。五运六气膏滋方所起的作用是缓慢的、持久的,而这对于一般慢性虚损性疾病更为相宜,因为这一类疾病一般都不任猛补、峻补,只能以“润物细无声”的方式慢慢调理,坚持日久,疾病自会逐渐缓解和痊愈。同时,五运六气膏滋具有的服用方便、口感怡人、作用温和而全面等特点,决定了其有利用于长期服用,使患者能长期坚持调养而起到综合调治、祛病复元的作用。

二、五运六气膏滋方应用原则

五运六气膏滋方并非单纯补剂,还能却病祛疾,其最大的特点是因人处方、量身定做、对症下药、针对性强,因此五运六气膏滋方可以扶正补虚、防治疾病、增强体质、延年益寿。在应用五运六气膏滋方时,应遵循以下原则。

(一)量体用药

每个人均有自身的体质,五运六气膏滋方重在以药物之性调整体质之偏差,从而恢复人体阴阳的动态平衡。人体体质的减弱是病邪得以侵袭,使疾病产生的主要原因,而体质因年龄、性别、饮食、环境等不同而异,因此选方用药也不尽相同。五运六气膏滋方针对个体差异,还要因人、因时、因病、因证、因地制宜,通过望闻问切四诊合参,对患者的病情与体质进行详细的诊察,根据患者不同体质特点和不同症状、体征而组方,全方位辨证,充分体现了个体化治疗原则。个体调节的优势是五运六气膏滋方大多由复方组成,其组成看似庞杂,实则井然有序,针对个体进行调治,一人一方,有的放矢,随病加减,其作用优于市售千人一方之膏滋方。其特点如下。

1.因人而异

五运六气膏滋方根据患者的不同体质、病情、禁忌、嗜好、病史等不同表现特点而确立不同配伍的处方。不同的患者体力有强弱,性质分阴阳,生长有南北,性情有刚柔,筋骨有坚脆,肢体有劳逸,年龄有老少,奉养有膏粱藜藿之殊,心境有忧劳喜乐之别,天时有寒暖凉热之不同,受病有深浅轻重之各异,因此医师必细审个体之种种不同,根据患者不同的体质特点和不同的病情、症状、体征进行详细诊查与辨证,从整体出发,辨证施膏,充分体现以人为本的特点。

2.因地而异

我国幅员辽阔,地理环境各异,人们的生活方式不同,如同属冬季,西北地区与东南沿海的气候条件有别。冬季的东北、西北地区天气寒冷，五运六气膏滋方宜用偏温热之药；而长江以南地区虽已入冬，但气温较北方地区要温和得多，同时湿气也较重，五运六气膏滋方中应加用一些清补甘温除湿之品；高原山区为雨量较少且气候偏燥的地带，五运六气膏滋方中则应加用甘润生津之品。

3.因病而异

针对患者不同病情进行辨证处方，做到一人一方，每一剂五运六气膏滋方只适合该患者服用。因此，五运六气膏滋方在配伍中，除了常用中药的配伍需根据患者不同病情予以变化外，还应结合病程久暂、用药情况等多方面因素而处方。

4.因时而异

临床应用五运六气膏滋方应结合四时季节的变化，如“春气温，食麦以凉之。夏气热，食菽以寒之。秋气燥，食麻以润之。冬气寒，食黍以热之。”前人总结为“法四时之气以为治，则治寒以热，治热以寒”。五运六气膏滋方应顺应四时，春季养生气，夏季养长气，秋季养收气，冬季养藏气。

5.因证而异

病证不同，用药也是不同的，如虚损又分为气血阴阳的不同，各有不同的补益方法，需要结合具体病证用五运六气膏滋方，才能有的放矢。

(二)平衡阴阳

“阴平阳秘，精神乃治。”平衡体内阴阳是中医治病的根本大法。利用药物的偏胜之性，来纠正人体阴阳气血的不平衡，以求“阴平阳秘，精神乃治”，这是中医养生和治病的基本思想，也是制订五运六气膏滋方的主要原则。五运六气膏滋方用药既要考虑“形不足者，温之以气；精不足者，补之以味”，还应根据患者的症状及针对瘀血、痰浊等病理产物，适当加以理气活血、祛痰化浊等药物，保持气血的流通，以达气机的升降出入有常，疏其血气，令其条达，而致和平。

(三)五脏兼顾

在拟制五运六气膏滋方调补五脏时，一般重点在于补益脾肾二脏。肾为先天之本，补先天以充后天，且补肾中之阴，可起到滋水涵木作用，补肾中之阳，又可起到补火暖土之功。脾为后天之本，补后天以养先天。药不在贵，对症则灵；食不在补，适口为珍，胃以喜为补，本性酷好之物，可以当药。胃以喜为补的意义在于，在饮食养生时，要照顾到饮食的口味，只有人体喜欢或能接受的食物，营养成分才能被充分吸收。

(四)辨证论治

中医有“有是证,用是药”之说,患者有某些病证,就要根据这种症状来选择药物。由于五运六气膏滋方不仅是滋补强壮的药品,更是治疗慢性病的佳选剂型,所以订制五运六气膏滋方首当重视辨证论治。医师应从患者错综复杂的症状中,分析其病因病位,正气之盛衰,病邪之深浅,探求疾病的根源,从而确定固本清源的方药。这套理法、方药的中医特色必须全面体现在中医的脉案中,切忌头痛治头、脚痛治脚,五运六气膏滋方同样强调理法、方药。

(五)攻补兼施

五运六气膏滋方强调整体调治,调补与祛邪并施,以达到调整阴阳、脏腑、气血之偏盛偏衰的作用。一般而言,五运六气膏滋方内多含补益气血阴阳的药物,其性黏腻难化,若纯补、峻补会妨碍气血运行,留邪内闭,因此配方用药时必须兼顾补泻结合,使补而不过、泻不伤正,循序渐进,防欲速则不达。

(六)辨证辨病

现代研究揭示了很多中药的药理作用,如降压、降脂、降糖、升血压、利尿、通便等,这也为五运六气膏滋方的辨病选药提供了客观依据。在开具五运六气膏滋方时,可以辨证为主,辨病为辅,临证互参,提高临床疗效。如肥胖病者可选用荷叶、生首乌、玉米须、泽兰等,高血压者可选用天麻、钩藤、夏枯草、川牛膝、地龙、菊花等,糖尿病者可选用黄连、山药、玄参、苍术、天花粉、玉竹等,高脂血症者可辨证选用荷叶、决明子、生山楂、泽泻等,低血压者可以选用升麻、柴胡、人参、黄芪等。

(七)未病先防

“圣人不治已病治未病,不治已乱治未乱”,治未病的观点是中医学的重要思想,是中医预防医学的实践和总结,是医学的最高境界。《淮南子·说山训》亦云:“良医者,常治无病之病,故无病。圣人者,常治无患之患,故无患也。”中医历来防病重于治病。春生夏长,秋收冬藏,尤其是冬季万物潜藏,人体的阴精阳气也趋于潜藏,此时应用五运六气膏滋方进行调补,能使体质得到全面增强,可真正起到扶正固本、治未病的作用。

(八)慎用毒药

因五运六气膏滋方服用时间较长,制订五运六气膏滋方时应尽量避免一些有腥臭味的药物,以免影响服用者的口感。再者,一般有毒的药物或含有重金属药物应尽量少用或者不用，如因病情特殊需要，有毒药物的药量都宜偏小，不宜过大，以免造成蓄积性中毒，损伤脏腑气血。在收膏时，尽量应用患者容易接受的药材，如蜂蜜、饴糖、冰糖、阿胶等。

三、五运六气膏滋方适合人群

（一）慢性病患者

患有各种慢性病，如慢性支气管炎、哮喘、肺气肿、高脂血症、冠心病、糖尿病、高血压、脂肪肝、慢性胃炎、早期肝硬化、贫血、颈椎病、慢性腰腿痛、类风湿关节炎、头痛、眩晕、失眠、便秘、小儿发育不良、妇女月经不调、更年期综合征等，需长期调理，五运六气膏滋方可以有效控制病情、改善体质，防止疾病进一步发展。

（二）慢性病高危人群

有些人虽然现在还未患上慢性病，但有可能未来会患某些疾病，称为高危人群。如父母患有糖尿病、高血压、冠心病，其子女得这些疾病的概率大大增加；又如长期工作压力大、应酬及饮酒多、熬夜过多人群患心、脑血管等疾病的概率就大大增加。因此，对这些未来疾病潜在危险较大的人，除了劝诫其改正生活方式外，应用五运六气膏滋方进行调理，以降低其患病的概率。这就是中医学治未病理论的体现。

（三）亚健康人群

亚健康人群包括平时身体虚弱、易于感冒、精神疲乏、体力下降、夜寐不安、功能（包括性功能、免疫功能、代谢功能、内分泌功能）减退等，均适合服用五运六气膏滋方进行长期调养。

（四）恢复阶段人群

大病之后、产后、手术后、大出血后等处于恢复阶段患者用五运六气膏滋方进行调理是不错的选择。

（五）恶性肿瘤患者

恶性肿瘤患者在化学治疗或手术之后体质虚弱，可用五运六气膏滋方进行调理，以促进机体恢复。对恶性肿瘤晚期不能进行手术及放射治疗、化学治疗者，也可用五运六气膏滋方扶正抗癌，提高患者生活质量，延长患者生存时间。

四、服用五运六气膏滋禁忌证

（1）慢性病患者在急性发作阶段不宜服用五运六气膏滋方。

(2)外感急性疾病时不宜服用五运六气膏滋方。

(3)传染病患者在急性期和活动期均不宜服用五运六气膏滋方。

(4)处于日经期的女性,以及妊娠期(尤其是妊娠3个月之内者)妇女不宜服用五运六气膏滋方。

五、五运六气膏滋方的服用方法

(一)服用前状态调整

1.心理调节

患者安定情志,遇事不怒,避免因怒与思虑而损伤肝脾。如遇患者肝胆失衡,须调治脾肾,配合调泄肝胆,通利水湿。

2.生理调节

(1)预防感冒:凡遇患者外感风寒之邪,应先予疏风散寒,调和脾胃。

(2)饮食得当:避免暴饮暴食而大伤脾胃;凡遇有伤食中寒患者出现腹胀、腹痛、泄泻等症状,应以散寒消滞、和中化湿之法调整。

(二)服用方式

1.化服

取适量五运六气膏滋药,放在杯中,将白开水冲入搅匀,使之溶化,服用。如果方中用熟地黄、山茱萸、巴戟天等滋腻药较多,且配药中胶类剂量又较大,则五运六气膏滋药黏稠较难被烊化,应该用开水炖烊后再服。根据病情需要,也可将温热的黄酒冲入服用。

2.噙化

噙化又称含化,是指将五运六气膏滋药含在口中,让药慢慢在口中溶化,发挥药效,如治疗慢性咽炎所用的五运六气膏滋方等。

(三)服用时机

1.空腹服用

空腹服用优点是药物可迅速入肠并保持较高浓度可迅速发挥药效。滋腻补益药宜空腹服用,如空腹时服用肠胃有不适感,可以改在半饥半饱时服用。

2.饭前服用

一般在饭前30~60分钟服用。病在下焦,欲使药力迅速下达者,宜饭前服用。

3.饭后服用

一般在饭后15~30分钟服用。病在上焦,欲使药力停留上焦较久者,宜饭后服用。

4.睡前服用

一般在睡前15～30分钟服用。补心脾、安心神、镇静安眠的五运六气膏滋方宜睡前服用。

(四)服用剂量

服药剂量的多少应根据五运六气膏滋方的性质、疾病的轻重,以及患者体质强弱等情况而决定。一般每次服用五运六气膏滋方取常用汤匙1匙,每日2次。

药物分有毒无毒、峻烈缓和的不同。一般性质平和的五运六气膏滋方,服用剂量可以稍大。凡有毒、峻烈的药物,服用剂量宜小,并且应从小剂量开始,逐渐增加,以免中毒或耗伤正气。轻病、慢性病患者服用剂量不必过大;重病、急性病患者服用剂量可适当增加。因为病轻药重,药力太过,反伤正气;病重药轻,药力不足,往往贻误病情。不同体质、性别的患者在剂量上也应有差别。老年患者的服用剂量应小于壮年患者;体质强的患者服用剂量可重于体质弱的患者;女性患者服用剂量一般应小于男性患者,而且女性患者在经期、孕期及产后服用剂量又应小于平时,但主要仍须从病情等各方面作全面考虑。

(五)服药禁忌

为了达到治疗目的,服药期间要求患者忌食某些食物,称为忌口。近年来通过大量的临床和科学实验,忌口的范围已日渐缩小,而且日趋合理。如服首乌膏时,忌猪、羊血及铁剂。一般服药期间,应忌食生冷、油腻、辛辣等不易消化及有特殊刺激性的食物等。服用人参时,常习惯称萝卜、绿豆(包括绿豆制品,如粉丝等)为"解药",意思是这些含有破坏人参药效的有效成分。传统的中医学理论认为萝卜的消食导滞作用和绿豆的寒凉解毒功能会导致人参补气生津的疗效被大大减弱,因此萝卜、绿豆和人参同时服用是不适宜的。从药理上讲,萝卜会加快人参有效成分的排泄,在服用人参时同时吃萝卜,人参会在作用尚未得到充分发挥、营养成分未被人体吸收时,已经被排泄出体外了。由于五运六气膏滋方中有不少补益壅滞之品,对于消化不良者,在服用五运六气膏滋方时应食易于消化的食物,否则会阻碍其消化、吸收,从而不能起到理想的补益作用。

茶叶、咖啡、可乐等饮品所含有的咖啡因、茶碱等成分,具有兴奋高级神经中枢的作用。若服五运六气膏滋方的同时饮用茶、咖啡、可乐等往往可使人过于兴奋,影响大脑休息,出现头痛、头胀、不能入睡的不良反应,不利于调养。同时,茶叶中含有大量鞣酸,遇到五运六气膏滋方中的蛋白质、生物碱或重金属盐等会起化学反应，生成不溶解的沉淀物，影响人体对营养物质及其他有效成分的吸收，降低疗效。

阴虚体质者，需忌食辛热食品，如狗肉、牛肉、姜、蒜、葱、甜食等，同时也需忌食海鲜之类发物，如黄鱼、带鱼等。阳虚体质者，需忌食寒性食品，如蟹、柿子、黄瓜等，并忌用或避免过用厚味腻滞之品。温补肾阳之品切忌滥用，食服鹿鞭、牛鞭、羊肉等要注意观察有无虚火表象，以防助火动血，产生变证。

（六）服用五运六气膏滋方注意事项

1.防止虚不受补

素体脾胃虚弱者对补益之剂常难以运化吸收，再加上补益之品多味甘质腻，易于碍胃滞气，故中虚者服之，不唯虚损之脏难以得到补养，反而又添脾失运化中满纳差之证，即所谓虚不受补。对此宜先调理脾胃，或在补益之中佐以健脾和胃、理气消导之品。即使平素脾胃功能健旺者，也应在遣药组方时照顾脾胃，使五运六气膏滋方补而不滞。

2.防止闭门留寇

应用五运六气膏滋方时，若又夹有外感之邪，本着“急则治其标，缓则治其本”的原则，须先祛邪外出，然后以五运六气膏滋方缓图治本，否则闭门留寇，不利于疾病治疗。对于虚体受感之人，可与扶正解表同用，但也需注意补不碍邪。对于正气虚损又兼湿阻、痰滞、热扰、食积等，应视邪实与正虚的主次缓急，酌情采取先攻后补或先补后攻、攻补兼施，务使祛邪而不伤正，补虚而不碍邪。

3.防止损阳耗津

寒凉之剂易伤中土，若多用、过用、久用，必定耗损人体阳气，在使用此类五运六气膏滋方时应特别注意，可以小剂量使用、短期应用或者配伍醒脾、和胃、温中之品，使热去而胃阳不伤。补益之剂多辛燥温热，若用之不当，必定耗损人体阴精，因此应用五运六气膏滋方时不能一味蛮补，需酌加养阴之品，护阴以防阴精耗伤。

4.防止虚虚实实

临床上，典型的虚候一般不难鉴别，在某些特殊情况下，可因虚损太过、脏腑功能异常而产生一些看似实证的表现。虚者宜补，实者宜泻，此易知也，而不知实中复有虚，虚中复有实，至虚之病，反见盛势，大实之病，反有羸状。对于真虚假实之证，切不可误认为实证而妄图攻伐，使得虚者更虚；对于真实假虚之证，切不可误认为是虚证，进补益之剂，使得实者更实，终成危候。对于本虚之人，使用祛邪之法时，应时时固护正气，中病即止，防止过则伤人。如素有阴津亏虚者，不可妄用汗法和下法，防止阴津进一步损伤，加重其虚；如素有阳虚者，不可过用苦寒，防止寒过伤阳。

5.其他注意事项

(1)有变态反应现象者应停服五运六气膏滋方。特敏体质者对于某些中药出现变态反应，容易出现不良反应，如荨麻疹、皮肤瘙痒，应立即停服五运六气膏滋方，并进行相应处理。

(2)感冒、发热者应暂停服用五运六气膏滋方。

(3)患者服用五运六气膏滋方时，忌生冷、油腻、辛辣、不易消化，以及有较强的刺激性食物，以免妨碍脾胃消化功能，影响五运六气膏滋方的吸收。若患者出现胃肠功能紊乱，如呕吐、便溏、消化不良、急性腹痛，应暂停服五运六气膏滋方。

(4)患者服用五运六气膏滋方后出现“上火”现象，如齿龈、鼻腔出血、面赤生火，应分析是否属热性体质，五运六气膏滋是否过于温燥，宜减量服用，并可用清热泻火药煎汤代饮，若“上火”可用金银花泡水饮服。

(5)若患者出现湿邪中阻或脾胃虚弱之候，宜减量服用五运六气膏滋方，可同时配合运脾化湿方以助消化。

(6)若五运六气膏滋过于滋腻、过甜，患者难以接受，可减量或者改为饭后服用，必要时停服，辅以健脾助运中药调理。

(7)若患者忌讳某药，应避免使用服用者不能接受的药材，如动物药等。

(8)不宜空腹服用五运六气膏滋方，空腹服用容易引起患者出现腹部不适或食欲下降，导致其消化功能出现异常。

(9)不宜冷服五运六气膏滋方，应以温开水冲泡后服用。

(10)患者服用五运六气膏滋方时如出现便秘，而停用后大便通畅，说明便秘与五运六气膏滋方有关。继续服用时应适当减少五运六气膏滋方的剂量，同时在饮食中增加膳食纤维。

(11)患者食欲缺乏时应减少服用剂量，或加服助消化的食物、药物。

(12)患者服用五运六气膏滋方时应循序渐进，刚开始少量、饭后服用，如没有不适感觉，可以适当加量。

(13)若服用五运六气膏滋剂量太多引起腹泻，停服后腹泻会停止，再服时则应减量。

(14)服膏时不宜饮浓茶，也不宜用茶水冲饮，因茶叶能解药性而影响疗效。

(15)选药用道地药材,只有好药材,作用才会好,只有用好药、配好方,才能熬出好五运六气膏滋方。

(16)五运六气膏滋方用瓷器装,保存于冰箱,不宜用铝、铁锅存放。取五运六气膏滋方时要使用干净、固定的汤匙,汤匙不能见水,否则会生真菌。

(七)不良反应及处理

1.消化滞缓

服用五运六气膏滋方几日后如出现不思饮食、腹胀等胃纳不利症状,应暂停服用五运六气膏滋方,改服1～2周理气和胃、消导药后,再少量服用,逐步加量。第二年服用五运六气膏滋方前,应服用开路方,应尽可能祛除湿浊,调整好胃肠功能。

2.内热过重

服用五运六气膏滋方几日后如出现齿浮口苦、鼻衄、面部升火、低热、大便秘结等症状,可用清热泻火、解毒通腑药煎煮取汁,放入五运六气膏滋方中一起服用,以纠偏差;或随时就诊,以汤药调理。

3.肠道刺激

服用五运六气膏滋方几日后如出现大便溏薄,甚至泄泻,应先暂时停服五运六气膏滋方,可用一些理气健脾的药物,配合清淡、易于消化的饮食,待脾胃功能恢复后,从少量开始恢复服用,根据自身消化能力,逐步加量。

第三节　膏滋的制作

一、膏滋的一般组织结构

(一)补益药部分

补益药部分是膏滋的主要组成部分,临床根据患者体质进行辨证,对机体阴阳、气血和五脏六腑的虚实进行整体调理。如阴虚者以滋阴为主,阳虚者以补阳为主,血虚者以养血为主,气虚者以益气为主。但根据阴阳互根及气血相生理论,还需要适当运用补阴配阳、补阳配阴、补气生血、养血益气等方法。对脏腑虚弱者,有针对性地补养脏腑,同时根据“虚则补其母”的原则增加药物,如肺虚者除补肺外，还需要补益其脾胃，其余可类推。常用补益药举例如下。

1.益气药

人参、黄芪、太子参、白术等。

2.养血药

熟地黄、当归、白芍、制何首乌、阿胶、桑椹、山茱萸等。

3.补阳药

鹿角、淫羊藿、肉苁蓉、巴戟天、菟丝子、仙茅、续断、杜仲、补骨脂、胡芦巴、干姜、肉桂、鹿茸、紫河车、蛤蚧等。

4.养阴药

生地黄、麦冬、枸杞子、沙参、玉竹、天冬、黄精、女贞子、百合、龟甲、鳖甲等。

(二)治病药部分

治病药部分是针对患者的主要病症，根据辨证论治原则选择对症的治疗药物。对某些有慢性病者，如高血压、糖尿病、冠心病、高脂血症、慢性肺气肿、脂肪肝等，同时使用有针对性的治疗药物，以控制这些慢性病的发生与发展，甚至达到治愈的效果。此外，由于膏滋中使用许多补益药，这一类药大多较滋腻，易于留滞胃肠道，不易消化吸收而影响了效果，甚至产生不适反应，故俗称“静药”。为此，膏滋中也必须佐以适量的疏通经络气血、祛除病邪的药物，这一类药物大致包括理气、活血、祛痰、化湿、清热、利尿、通便等，俗称“动药”。膏滋中使用这些“动药”，一是可使补药容易吸收而产生效果；二是可使补药的寒热温凉药性得到平衡而不致偏差；三是可祛除病邪帮助疾病恢复；四是可通调气血，畅通六腑，有利于废物排除。这一类常用药物如下所述。

1.理气药

木香、砂仁、陈皮、青皮、香附、佛手、枳壳、厚朴、大腹皮等。

2.活血药

丹参、川芎、赤芍、红花、桃仁、郁金、延胡索、鬼箭羽、益母草、田七、泽兰、水蛭、三棱、莪术、土鳖虫等。

3.清热药

金银花、连翘、黄连、黄芩、黄柏、菊花、牡丹皮、桑叶、知母、夏枯草、鱼腥草、蒲公英等。

4.化湿药

藿香、佩兰、白蔻仁、薏苡仁、苍术、石菖蒲等。

5.利尿药

泽泻、猪苓、车前子、赤小豆、通草、淡竹叶等。

6.通便药

火麻仁、郁李仁、瓜蒌仁、桃仁、决明子等。

(三)和胃与引药部分

膏滋使用滋补药多属黏腻呆滞之品,久服多影响脾胃运化,并易闭门留寇,故一般需加用陈皮、砂仁、焦山楂、炒麦芽、佛手、白豆蔻等健脾和胃药,加强吸收,达到补而不滞的功效。同时,膏滋中还可加入大枣、甘草之类,以调和诸药及纠正苦味,也可针对性地加入某些引经药,以引诸药归入所需经络,如牛膝、桑枝、桔梗等。

(四)收膏药部分

收膏药部分主要供制作时收膏使用,包括胶类药,如阿胶、鹿角胶、龟甲胶、鳖甲胶等。一般每千克中药饮片需用胶类药 150～200 g。加入胶类药物的膏滋还具有滋补作用,如阿胶养血止血、滋阴润肺,鹿角胶可温肾助阳、生精补髓,龟甲胶可以滋阴潜阳、益肾健骨,鳖甲胶可滋阴透热、止血消瘀等。这一类药物常用的如下所述。

1.饴糖

饴糖为米、麦、粟或玉蜀黍等粮食,经发酵糖化制成,无论软、硬,均可入药。饴糖甘、温,可补中缓急、润肺止咳。以饴糖作为收膏辅料口感好,便于服用,缺点是甜度高,湿热者不宜选用。糖尿病患者不用饴糖收膏。

2.白糖

白糖为禾本科植物甘蔗的茎汁经精制而成的乳白色结晶体。白糖甘、平,可补中缓急、润肺生津、解毒疗疮,但久贮的糖容易产生螨虫。糖尿病、结核病、胃炎、肝炎、胆石症、便秘、肾炎、尿结石、高血脂、高血压、肥胖、龋齿、恶性肿瘤、皮肤病、骨折患者不宜使用,会加重病情。由于甜度较高,老年患者、痰湿者、痞满者不宜食。此外,糖类还有红糖、冰糖。近来人们提倡饮食低热量、低糖化,主要是因为糖尿病、肥胖病、心血管疾病的发病率高,故选用替代糖,选用最多的是木糖醇。

3.蜂蜜

蜂蜜为蜜蜂科昆虫中华蜜蜂所酿的蜜,可生用,也可炼后用。蜂蜜甘、平,可补中、止痛、润燥止咳、润肠通便、解毒。熬制膏滋时,常加蜂蜜,选择优质蜂蜜是保证膏滋质量的关键。蜂蜜以质厚，色白如凝脂，味甜而香，兼有鲜味，黏性强者为佳。但熬制的膏滋加蜂蜜太甜则不好服用。血糖高者不宜使用蜂蜜时，可以木糖醇代之制膏。

4.胶类

熬制膏滋所用胶类，主要是阿胶，阿胶为马科动物驴的去毛之皮经熬制而成的固体胶。阿胶甘、平，可补血滋阴、止血。其滋补力好，且还具有美容养颜、延缓衰老、增强记忆、延年益寿等多方面的作用。

鹿角胶、龟甲胶、鳖甲胶、黄明胶等也均可以作为膏滋的配制物，但各自有不同的功用。阿胶长于滋补阴血，更适合于妇女；鹿角胶温阳补肾，更适合男子。鳖甲胶与龟甲胶都能养阴，且能清虚热，适合易有专功，龟甲胶强健筋骨，骨质疏松者可考虑优先选用。黄明胶（牛皮熬制）有温补之功，但性燥，应少用。

5.木糖醇

木糖醇甜度与蔗糖相当，是一种具有营养价值的甜味物质，广泛存在于各种水果、蔬菜中。木糖醇为白色晶体，外表和蔗糖相似，性凉，其含热量低。若患者不适宜应用饴糖、蜂蜜，可以用木糖醇收膏，但缺点是不及蜂蜜等容易成膏状。

6.其他药物

在熬制膏滋的时候，除选用上述药材外，对于不适合用上述之品的人，需要选加其他辅料促使其成为稠状。出膏率高的药物如熟地黄、生地黄、龙眼肉、墨旱莲、桑椹子，可以适当配伍入方中；也可以将药材研成极细粉末状，加入膏中，促成膏状，常用的如人参。有些药材更能成膏，如茯苓、山药、莲子肉、芡实、葛根等，可以灵活加入。辅料可以改善膏滋的口味，增加膏滋的固体成分，增强膏滋的补益作用，祛除膏滋的异味，增强膏滋药效。

（五）调味药部分

调味药部分主要是糖类，目的是改善口感，另外可补中缓急。常用的糖类为蜜糖、冰糖、麦芽糖等。其中，蜜糖还可润肠通便，麦芽糖还可保护胃黏膜。对于忌糖的糖尿病患者则选用无糖的甜味剂，如木糖醇等。一般 1 000 g 中药饮片可用糖类 100～200 g。

二、膏滋选药

（一）表证选药

表证一般选用解表药，解表药发散表邪，可治疗感冒所致恶寒发热、头身疼痛等病证。以解表药熬制膏滋时，因能发汗，用量不宜过大，以免发汗太过，耗伤阳气，损及津液，造成亡阳、伤阴。血汗同源，汗多者应慎用。使用时应分清发散风寒药、发散风热药，根据辩证进行应用。另外，熬制治疗感冒的膏滋时，量不能太多，多适合于小儿用膏。

（二）热证选药

热证一般选用清热药，这类药药性寒凉，通过清热泻火、凉血解毒及清虚热等不同作用，使里热得以清解，即所谓热者寒之，疗热以寒药。清热药主要用治疗高热烦渴、湿热泻痢、温毒发斑、痈肿疮毒及阴虚发热等里热症状。一般而言，清热药以苦味居多，熬制膏滋时，对于苦味药尽量少用，以免口感不佳，同时用膏滋清热，力量不能太猛。

（三）便秘选药

便秘对选用泻下药以排出燥屎、积滞等，泻下药还可用于胃肠积滞、实热内结等里实证，还能起到上病治下、釜底抽薪的作用。泻下药易伤正气及脾胃，故熬制膏滋时，一般多选用润肠通便之品，如火麻仁、郁李仁、当归、肉苁蓉等，尤以习惯性便秘者多用，一般不用峻猛有毒之品。

（四）风湿痹证选药

风湿痹证应选用祛除风寒湿邪或热邪之品。这类药物多辛苦温，能祛除留着于肌肉、经络、筋骨的风湿之邪，可用于风湿痹证之肢体疼痛，关节不利、肿痛，筋脉拘挛等。使用祛风湿药熬制膏滋时，应根据痹证的类型、邪犯的部位、病程的新久等进行选药。一般而言，痹证多属慢性病，熬制膏滋更方便服用。但需注意辛燥药易伤阴耗血。

（五）湿浊证选药

湿浊证应选用芳香化湿之品，这类药材气味芳香，性偏温燥，能化湿运脾，用于湿浊内阻所致的脘腹痞满、呕吐反酸、大便溏薄、食少体倦、口甘多涎等。使用化湿除湿药熬制膏滋时，其多含挥发油，与其他药材配伍熬制膏滋时，提倡后下。

（六）水肿选药

水肿应选用利水渗湿药，此类药品可通利水道、渗泄水湿，多用于治疗水湿内停病症，如小便不利、水肿、泄泻、痰饮、淋证、黄疸、湿疮、带下等。利水渗湿药熬制膏滋时，要防止其伤阴。同时，气行则水行、气滞则水停，因此利水渗湿药常与行气药配伍使用，以提高疗效。

（七）寒证选药

寒证应选用祛寒或温里之品。祛寒药多辛温，所谓寒者热之，疗寒以热药，用于治疗脘腹冷痛、呕吐泄泻、痰鸣咳喘、痰白清稀、少腹冷痛、寒疝腹痛或厥阴头痛、阳痿宫冷、腰膝冷痛、夜尿频多、滑精遗尿等。祛寒药熬制膏滋时,应注意辛热燥烈,易耗阴动火,因此天气炎热时或素体火旺者当减少用量。

(八)气滞选药

气滞多用理气药进行治疗,理气药多辛苦温而芳香,可通过畅达气机、消除气滞而达到止痛之效。气滞者需根据脏腑气滞的不同部位选药制膏。理气药可以用于治脾胃气滞所致脘腹胀痛、嗳气吞酸、恶心呕吐、腹泻或便秘等,肝气郁滞所致胁肋胀痛、抑郁不乐、疝气疼痛、乳房胀痛、月经不调等,肺气壅滞所致胸闷胸痛、咳嗽气喘等。理气药熬制膏滋时,很少单独使用,多配伍于其他治病方中。应用补益药物时,也常适当配伍理气药,以防止壅滞。

(九)食积选药

食积多选用消食药进行治疗,消食药的特点是消食化积,主治饮食积滞,部分药物还具有健脾开胃、和中的作用。消食药多甘平,主治宿食停留,可用于饮食不消所致脘腹胀满、嗳气吞酸、恶心、呕吐、不思饮食、大便失常。消食药熬制膏滋时,多用于小儿,常与健脾开胃药配伍应用。

(十)虫证选药

虫证多选用驱虫药进行治疗,驱虫药以驱除或杀灭人体内寄生虫为主,可用于治疗蛔虫、蛲虫、绦虫、钩虫等多种肠道寄生虫病。驱虫药对人体正气多有损伤,故要控制剂量,防止用量过大中毒或损伤正气。驱虫药制成的膏滋主要用于小儿,选药不能太苦,以免小儿不接受。

(十一)出血证选药

止血药能制止体内、外出血,治疗各种出血证,可用于咯血、衄血、吐血、便血、尿血、崩漏、紫癜及外伤出血等各种出血证。根据前人的用药经验,止血药多炒炭用。一般而言,炒炭后可增强止血之效,但并非所有的止血药均宜炒炭用。止血药熬制膏滋时,应注意止血不留瘀,可以适宜配伍行气或活血药。

(十二)瘀血证选药

瘀血证多选用活血药进行治疗,活血药以通利血脉、促进血行、消散瘀血为主要功效。此类药物多为辛苦温,能散瘀活血,使血脉通畅、瘀滞消散,即"血实者宜决之"之法。活血药熬制膏滋时,应注意配伍行气药,增强活血效果。因行散力强,活血药易耗血动血,不宜用于出血证无瘀血现象者,妊娠期妇女尤当慎用或忌用。

(十三)痰证选药

痰者,既是病理产物,又是致病因素,随气升降,无处不到,所以痰的病证甚多,并非单纯指的呼吸道排出的痰。痰证多选用化痰药进行治疗,化痰药熬制膏滋时,应注意痰证所在部位,脾为生痰之源,常配健脾燥湿药同用,以标本兼顾;又因痰易阻滞气机、气滞则痰凝、气行则痰消,因此常配理气药同用,以加强化痰之功。

(十四)咳喘选药

止咳平喘药主要用治咳嗽、喘息。咳喘每多夹痰,痰多又易诱发咳嗽、喘息,因此止咳平喘药熬制膏滋时,应注意配伍化痰之品,又因为咳喘分寒热虚实,应注意分清其性质再选用药物。

(十五)失眠选药

失眠多选用安神药进行治疗,安神药能安定神志,治疗心神不宁病证。根据安神药的不同特点,分为重镇安神及养心安神药。安神药熬制膏滋时,应注意针对导致神志不宁的病因、病机的不同,进行相应的配伍。一般植物类安神药应用更多;矿物类安神药容易伤胃,并且不容易出膏。

(十六)阳亢选药

平肝药和息风药均可用于治疗肝阳上亢,如眩晕、耳鸣、面红、口苦、目赤肿痛、烦躁易怒、头痛头昏等。平肝息风药熬制膏滋时,应根据引起肝阳上亢的病因、病机及兼证的不同,进行相应的配伍。平肝息风药现常用于高血压所导致的病证。

(十七)气虚证选药

“形不足者,温之以气”,五脏均可能出现气虚,但以脾气虚、肺气虚多见,故补气重在补益脾肺之气,改善或消除形衰、乏力等症。补气药多甘温,用于肺气虚所致的短气、少气、动则气喘、声低、自汗,脾气虚所致倦怠乏力、食欲缺乏、脘腹胀满、大便溏泄或脏器下垂、出血等,心气虚所致心悸气短、胸闷胀满或痛等。补气药熬制膏滋时,因多有强壮作用,又要防止壅气,可以佐以行气之品。

(十八)血虚证选药

补血药多甘温,质地柔润,适用于血虚证,如心血不足所致的心悸、健忘、失眠,肝血虚所致的头痛眩晕、眼花耳鸣、妇女月经不调,脾血虚所致的食少纳差、大便失调、倦怠乏力等。补血药熬制膏滋时，要防止其滋腻，适宜佐以行气药，又因为气能生血，应配伍补气药同用。

（十九）阴虚证选药

“精不足者，补之以味”，补阴药多为甘寒补益，适用于阴虚证，如口干舌燥、舌红少津。肺阴虚者现干咳、咯血、虚烦、身热、口渴，胃阴虚者现津少口渴、舌红苔剥或胃中嘈杂、干呕，肝肾阴虚者现两眼干涩、头晕眼花、骨蒸潮热、颧红、五心烦热、遗精等。补阴药熬制膏滋时，分为平补、滋补。一般平补的药物作用平和，多不泥膈；滋腻的药物容易泥膈，影响脾胃的消化功能，要佐以行气之品。

（二十）阳虚证选药

“阳者，卫外而为固也。”补阳药多甘温，用于阳虚证，如肾阳不足所致的畏寒肢冷、腰膝酸软、性欲淡漠、阳痿早泄、精寒不育或宫冷不孕、尿频遗尿，脾肾阳虚所致的脘腹冷痛或水肿，肺肾两虚、肾不纳气所致的虚喘及下元虚冷、崩漏带下等症状。补阳药熬制膏滋时，应注意要因时补阳、因地补阳、因人补阳、因病补阳，并防止“上火”。

（二十一）滑脱证选药

收涩药用于治疗各种滑脱证，所谓涩可固脱，因此用酸涩药敛其耗散，主要用于久病体虚、正气不固、脏腑功能衰退所致的自汗、盗汗、久咳虚喘、久泻久痢、遗精滑精、遗尿尿频、崩带不止等滑脱不禁的病症。收涩药性涩收敛，误用有闭门留寇之弊。收涩药熬制膏滋时，应缓缓图进，不可收涩太过、操之过急，另外收涩药口感不佳，应调配好口感，注意加用一些甘味之品。

三、膏滋药特点

质量上乘的膏滋药可用32字概括，即馨香沁脾、锃亮鉴影、油润如玉、柔韧若脂、摇不起涟、压不染指、入口似饴、呷之透体。

(1)馨香沁脾：在于其气，揭盖之后始觉淡雅之香，久闻更甚，越久弥香，直入心脾。

(2)锃亮鉴影：在于其色，或黑或红，其色锃亮，其面如镜，可鉴物影。

(3)油润如玉、柔韧若脂：在于其性，如油一般润滑，如玉一般温润，如脂一般柔韧。

(4)摇不起涟、压不染指：在于其质，左右摇罐，表不起涟，足见其韧，其面覆重，膏不粘指，足见其柔。

(5)入口似饴、呷之透体：在于其味，入口即化，宛若糖饴，呷之于口，舒润咽喉。

四、膏滋制作流程

膏滋制作流程见图 3-2。

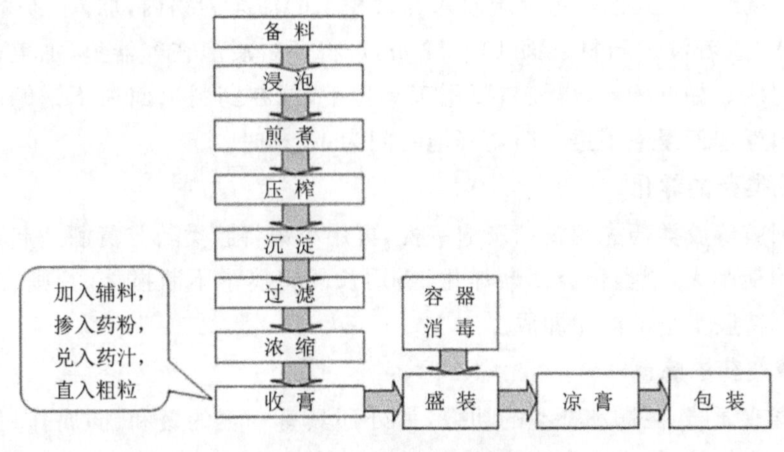

图 3-2 膏滋制作流程

(一)备料

根据医师处方，将配料分为 3 类，即另外处理类、不需处理类、辅料类。

1.另行处理类

根据在膏滋制作时的加入方式不同又分为 3 种情况。

(1)另煎兑入：如藏红花、鹿茸、海马等，需要进行另泡、另煎 3 次，压榨取汁，合并煎液、过滤，适当浓缩，备用。待收膏时直接兑入膏滋。

(2)打粉掺入：如人参、三七、冬虫夏草、琥珀等，不宜浸泡、煎煮，要打成细粉，在膏滋接近完成前，徐徐撒入膏滋中，边搅边加，与膏滋充分混匀；或以开水冲和成稀糊状兑入膏滋中。

(3)研碎直入：如黑芝麻、胡桃仁、龙眼肉、红枣(去核)等药食两用的滋补品，需要除去杂质，研碎，在收膏时直接加入膏滋中，搅拌均匀，直至成膏。

2.不需处理类

这部分药料不需经过其他处理，可直接置于容器内浸泡和煎煮，如黄芪、党参、茯苓、白术等。

3.辅料类

根据医师处方中对辅料要求的不同，分别称(量)取所需辅料，按照辅料制作工艺要求制作，备用。

(二)配料处理

1.浸泡

先将配齐的药料检查一遍，把胶类药拣出另放，矿物质、挥发性、芳香的药物单独容器浸泡。把其他药物统统放入容量相当的洁净砂锅内，加入6～9倍药物重量的水(或者没过药材表面10～12 cm)，将药料浸泡在容器里，加盖，令其充分吸收膨胀。如有些药料浮起，要用工具按下，或在药料上面加不锈钢网压住，防止药料浮起而浸泡不透。药物浸泡时间为15小时。

2.胶类药的烊化

将阿胶等胶类药先用黄酒浸泡一夜，再用小锅将胶类药与黄酒一起煎熬，煮沸后需用最小火，胶类药会逐渐烊化，需用长的粗筷子不断搅拌，否则容易粘锅或烧焦。待胶类全部溶化即成。

3.糖类药的炼制

蜂蜜有调味、滋润和补益的功效，另外还具有一定的缓和、防腐作用。将蜂蜜置于锅内加热，使之完全溶化，沸腾时用网筛或绢筛捞去上面浮沫。待蜂蜜中水分大部分蒸发，蜂蜜翻起大泡，呈老红色时，酌加约10%的冷水，再继续加热使沸，随后乘热倾出，用绢筛过滤，除去其杂质，即成炼蜜。炼蜜的作用在于既能驱除药性的偏激使之中和，又能除去蜂蜜中的水分及杂质，使药物品质上乘且保存持久。其他糖类药参考蜂蜜进行炼制。

4.细料的加工

大部分细料可以在收膏时直接加入；一些需要煎煮的细料不能与一般饮片入汤共煎，否则用量较少的细料药所煎出的有效成分极易被数量众多的饮片药渣吸去，而有损补益之效。此类细料应该采用打粉、另炖、另煎、烊冲、兑入等方式单独处理，以达到物尽其用、发挥功效的目的。膏滋中细料的配伍并非多多益善，而是随需而择，切勿多用、滥用。

5.辅料的选配

膏滋中常先用一些辅料以改善口味，增加固体成分，并可加强补益功能，如用黑芝麻、胡桃仁宜炒香后碾碎；用红枣则应煮熟，去核、去皮后碾成泥状；莲子肉、芡实则应煮熟烂后碾成泥状。辅料处理好后，收膏时投入，并不断搅拌，使之均匀分布于膏滋内。

(三)煎煮

把浸泡后的药料上火煎煮。先用大火煮沸，再用小火煮1小时左右，转为微火，以沸为度，约3小时，此时药汁渐浓，即可用纱布过滤出头道药汁，此为头煎。将药渣再加清水（略高于药面）后上火煎煮，煎煮约2小时后滤净药汁，此为二煎。待至第三煎时，依前法煎煮2小时，滤净药汁（如药汁尚浓时，还可再煎1次）后即将药渣倒弃。将前三煎所得药汁混合一处，静置后再沉淀、过滤，以药渣越少越佳。然后对药汁进行煎煮浓缩，中火煎煮药汁1小时左右，即成为浓缩液。先煎、后下、包煎等药物按处方规定进行。

（四）压榨

1.机器压榨

将药渣投入布袋内，并置于煎药机中，旋转操作盘，启动压榨功能。

2.人工压榨

将药渣投入布袋内，并置于榨床上，逐渐按同一方向拧转纱布上口，药汁自出，然后在药渣上方加压木板，向下压动榨床操作干杆，直至药汁榨尽为止。

（五）沉淀

将煎煮压榨的药汁合并在一个容器内，保持容器静止，使药汁沉淀5小时以上或静置一整夜。

（六）过滤

在另一个洁净容器上放置筛网，将沉淀后的药汁轻轻倾出上清液从筛网过滤，弃去沉渣。

（七）浓缩

将过滤后的药汁放入清洁的铜锅内，加热浓缩至稠厚状，即得清膏。在浓缩过程中，不断撇去浮沫，并注意火候，防止药汁溢出。如有需要另加的贵细药汁、药粉等，在药汁浓缩至清膏时加入，加入时要不断搅拌，使之混匀。

在药汁浓缩的过程中还会产生一些泡沫，这个泡沫一定要去掉，可以用一个小勺把泡沫撇掉，或者是用一个细的筛碗把泡沫捞掉。浓缩的时候有一个心诀：越稠火越小，意思是浓缩的过程中，越浓缩火要越小，到最后就要用一点点火。

（八）收膏

根据处方要求，将事前准备好的辅料，如胶类药（蒸烊）、糖类药（炼制）等加入清膏中，充分搅匀。

挂旗是在膏滋制作过程中判断收膏效果的重要标准之一，是长期以来制膏行业中通用的约定俗称。将搅拌棒插入膏滋，水平提起搅拌棒的瞬间药汁沿棒边呈片状垂下或滴下，这就是挂旗，是考量膏滋质量的关键。秋季做的时候，因为外界温度高，可以挂大旗；如果到了冬季，膏滋不能挂大旗，否则就过硬了。

(九)盛装

将锅内膏滋趁热倾出至盛装容器内。

1.容器选择

盛装容器可选用大口带盖的陶瓷罐、搪瓷锅或单剂量包装的塑料袋等，便于日后取用方便。

2.容器消毒

盛装容器在盛装膏滋前要进行清洗、烘干、消毒等处理，以免日后膏滋生霉、变质。

3.贴标署名

在标签纸上填写顾客姓名、制作日期等信息，并由制作人在标签上亲笔署名。

(十)凉膏

凉膏的目的是让膏滋缓缓降温冷凝，并去火毒。盛装后的膏滋不要马上加盖，要放入凉膏间(架)待凉，以便于热膏内水汽散发，同时也防止加盖后盖上的冷凝水返流膏滋中，日后生霉。

(十一)包装

待膏滋充分凉透后，加盖盖严。

五、膏滋质量控制

(一)用药讲究道地并精于药量

膏滋是根据具体病情而进行配方并制作的，既可用单方，又可用复方。处方注重配伍，关注药物与药物之间的相互作用，从而更好地发挥药物的作用，增进疗效，减轻和消除不良反应。在治疗方法上，应利用单方药简功专、针对性强，复方药宏效广等特点，照顾各种的疾病证候，根据具体病证辨证处方。

在制作膏滋时，药材应首选道地药材，精益求精，采用上等药材，杜绝以次充好。在用药分量上，做到足斤足两，保证有足够的药效。如五味子有南北之分，北五味子又名辽五味，为传统正品，品质优良，南五味子为五味子副品，品质较次，故应选北五味。在此基础上，还严把清理、清洗关，精心炮制中药饮片，确保膏滋用药优质洁净。

膏滋多在一般汤剂处方诊治有效之后，在病情基本稳定或辨证清楚的基础上使用。对于药味及其剂量，医师之间有不同习惯，但一般每剂汤方在 100 g 左右，膏滋在此有效处方上，增加 10～15 倍，形成有效的膏滋剂量。由此形成一料膏滋的重量一般在 1 000 g 以上，过少不易制作。另外，加糖或蜂蜜 1 000 g，共熬出膏滋 1 400 g 左右，可用服一个半月。若天暖，剂量应酌情减少。

药物用量有轻重之分，一般轻者用量宜少，重者用量宜多。药物剂量问题，古今医家虽曾进行了很多考证，但迄今仍难有定论。因此，对于古代方书所载膏方中药物的用量，仅作为参考，可以根据方中各药用量的比例了解其配伍意义。临床开列膏滋所用剂量是按中药学和近代医案中所用剂量确定的，应结合地区、年龄、体质及病情等不同情况，适当加减。

(二)膏滋用药的挑选及加工

每一张处方上所开出药物的质量、产地、规格、炮制、煎服法等，反应的不但是医师的素养和临证水平，还是制剂技艺的规格。在制膏的过程中，每一例处方药物均需严格按照其煎煮方法进行，如大红枣需擘、熟地黄需与砂仁泥拌炒、菟丝子需包煎、别直参需另炖、雪蛤油需酒洗另炖、胶类需酒炖等。

对于价位较高的冬虫夏草、参类等，应另炖收膏，熬出来的药渣还给顾客服用，不仅能充分利用药物，而且使制膏过程中细料的使用公开、透明。对于辅料的选择，在制膏时也应慎重，如便秘患者采用蜂蜜收膏、妇科患者采用红糖收膏，应根据患者的甜淡喜好适当加减用量。

熬药用水也有讲究，阳虚的患者用阳水，即流动的水，如江水、河水；阴虚的患者的用阴水，如井水、地下水。目前，这项传统因为现实环境的原因不能继续传承，但是其所使用的水仍然需要进行沉淀、净化处理。

六、膏滋成品的质量要求

目前，膏滋根据传统工艺制作，而且是一人一方，因此较难用统一的质量标准来进行规定。但是，可以根据《中国药典》附录煎膏剂(膏滋)项下的质量标准，对膏滋进行相应检查，规范其制作方法，评判其质量。

(一)中医膏滋质量的评判

膏滋应无焦臭异味、无糖结晶析出；应进行不溶物抽查，结果符合相应规定；应进行微生物限量抽查，不得检出大肠埃希菌等。

(二)中医膏滋制作的管理

膏滋应根据药品生产质量管理规范或优良药房工作规范要求，逐步制订相应的管理制度和操作规范，实行全程质量控制；每料膏滋都应有完整的加工操作记录，其中包括审方、配方、校对、加工操作流程中的人员签名，质量管理人员的签名，操作人员清场记录，质量信息反馈记录等。

膏滋在我国具有悠久的历史，随着我国中医药事业不断发展，现代制药理论和技术的应用，膏滋的制作技术也在日臻完善。虽然膏滋秉承传统工艺，但就整个过程而言，无论是操作流程、场地、设施设备、人员要求，还是各工段的质量控制及各项规章制度，都严格执行药品生产质量管理规范，这与古代小作坊制膏有着巨大的差别。现代膏滋制作更安全、卫生，质量有保障。

七、膏滋的保存方法

膏滋制作后，应让其充分冷却，才可加盖。制好的膏滋可以存放在瓷罐（锅、钵）中，亦可以用搪瓷烧锅存放，但不宜用铝、铁锅作为盛器。

膏滋用药时间较长，一般情况下，多放在阴凉处，若放在冰箱冷藏更佳。若放在阴凉处而遇一段时间内温度都较高时，应让其隔水高温蒸烊，但是忌直接将膏锅放在火上烧烊，这样就会造成锅裂和底焦。膏滋蒸烊后，一定要把盖打开，直至其完全冷却，方可盖好，切不可让锅盖的水落在膏面上，否则过几日膏面就会出现霉点。每日服用膏滋时，应用固定的汤匙，以免把水分带进锅罐里而造成发霉变质。一旦气候潮湿或者天气变暖，膏滋上出现一些霉点，此时宜用清洁水果刀刮去表面有霉点的一层，再隔水高温蒸烊。当然，如果霉点很多且在膏滋的深处也见有霉点，就不能服用了。

第四章

五运六气膏滋方验案

第一节　谭智敏应用五运六气膏滋方经验

一、薯蓣丸方证特点及临床应用

薯蓣丸出自《金匮要略·血痹虚劳病脉证并治》："虚劳诸不足，风气百疾，薯蓣丸主之。"书中记载了薯蓣丸的药物组成、配比、制作及服用方法：薯蓣三十分，当归、桂枝、干地黄、麯、豆黄卷各十分，甘草二十八分，人参七分，芎䓖、芍药、白术、麦门冬、杏仁各六分，柴胡、桔梗、茯苓各五分，阿胶七分，干姜三分，白蔹二分，防风六分，大枣百枚（为膏）。右二十一味，末之，炼蜜和丸，如弹子大，空腹酒服一丸，一百丸为剂。

（一）薯蓣丸主治

随着社会生产力和生产关系的高速发展，现代社会压力与日俱增，各年龄段的群体都承担着巨大的社会压力。在学习、工作和生活中，人们普遍面临更大的压力，作息规律受到很大影响。同时，伴随着物质资源的极大丰富和信息网络技术的快速发展，现代人在饮食、思虑和娱乐方面呈现过度化，如同《素问·上古天真论》所批评的一样，"不知持满，不时御神，务快其心，逆于生乐，起居无节，故半百而衰也。"

张仲景提出了虚劳的概念，那么何为虚劳？"精气夺则虚"，虚即是指与实相对而言的人体本元物质不足的状态，清代名医程国彭曾言"夫虚者，损之渐；损者，虚之积也。"劳在《说文解字》中解释："劳，剧也……用力者劳。"《素问·举痛论》中提到："劳则喘息汗出，外内皆越，故气耗矣。"可见，劳应是过度使用而使之损伤。从张仲景在《金匮要略·血痹虚劳病脉证并治》中提出的"虚劳"的独特病因及脉证表现来分析，张仲景所论虚劳本质为"因劳致虚"，劳是虚的根源所在。

《素问·本病论》中提到"人饮食劳倦即伤脾"，《素问·阴阳应象大论》言"思伤脾"，《素问·经脉别论》言"摇体劳苦，汗出于脾"，张景岳亦言："过于思者，伤脾而气结。"可见，无论是劳心或是劳力，长期的劳伤都会伤及脾土。"脾为胃行其津液"，脾土伤损，失于运化，胃的受盛腐熟功能必受影响，损伤日久，则会造成脾胃的虚弱。

薯蓣丸立足中焦，补养脾胃，调剂阴阳，培土所以生金，而又平木以息风，使风木不至侮金，肺金宣发肃降得宜，则肺窍之鼻可通矣，适合劳力、劳心、食伤等原因日久所致虚损而伤及脾胃的患者。现代医学在研究薯蓣丸改善人体体质、增强免疫力的方面也多有成果。但临证不能困于经方之中，要坚持辨证论治的基本原则，因人、因时加减药味，以期该处方更贴合患者的实际状况。

（二）薯蓣丸方证分析

黄元御言："虚劳之病，率在厥阴风木一经。"这与张仲景言"风气百疾"是一致的，《素问·至真要大论》中提到"诸风掉眩，皆属于肝"，因此虚劳的治疗不可不留意于肝。张仲景亦有"见肝之病，知肝传脾，当先实脾"之说，盖源于脾胃虚弱，升降失和，木郁风动，而又易克伤中土，反侮肺金，脾胃虚损，肺失宣降，则鼻之气机失和，易发为鼻鼽。

脾胃为后天之本，薯蓣丸方证中的"虚劳诸不足"，其虚原在脾胃，因此其治亦根在脾胃。方中重用薯蓣（即山药）达三十分，《神农本草经》中言山药"治伤中，补虚羸，除寒热邪气，补中益气力"，合用人参、甘草、大枣以建中气，补脾胃虚损，可见薯蓣丸立方以建中补虚为本。己土受困，合乙木难升，木郁而风动，则见"风气百疾"，方中干姜、白术、茯苓、神曲、大豆黄卷可温中、健脾、化湿，以解己土之困境，当归、地黄、阿胶可养血护肝，滋木清风，芍药清甲木以治风之妄动，合川芎、桂枝、柴胡、防风，复肝脾生机之常，以消"风气百疾"。戊土不降，辛金不清，气郁又易生热，故用麦冬清润肺金，桔梗、杏仁以宣肺气之窒，白蔹以降肺胃气逆。酒服是借酒的温通之性以助药力温养阳气，通达血脉。方中药味繁多而绝无杂乱，建中补虚，寓动于静，复肝脾之生机，消内外诸风，降肺胃之气逆，解壅窒诸证。

薯蓣丸中包含诸多方剂之义，方中主药为山药与甘草，二者的量倍于其他药物，取其甘淡合脾胃所喜。桂枝汤调营卫，变生姜为干姜，更合"劳者温之"的治疗大法；白芍敛阴，善滋营血；姜、枣、甘草之品更是超过半数，以补中焦脾土虚乏，调和营卫，扶正祛邪。炙甘草汤有养血、滋阴、温阳、益气之功，具有治疗虚损之证的功效。八珍汤，即四君子汤合四物汤，气分药并血分药同用，补而不滞，寓意气血并补，助肝之用，旨在“调畅营卫，滋养气血，能补虚损”。以方析方，更可见薯蓣丸补益虚损的功效。

《金匮要略》中对薯蓣丸的服用有“一百丸为剂”的原则，即以服完“一百丸”为1个疗程。“欲速则不达”，治疗虚劳性疾病当明“壮火食气”“少火生气”之理，治疗非一朝一夕之功，不能急切地追求“一剂知，二剂已”的疗效。丸剂在《伤寒杂病论》中多有应用，丸剂性缓而效久，对于全身脏腑阴阳失调的虚劳慢性病十分适用。

（三）薯蓣丸临床应用

1.古籍加减应用

唐·孙思邈《备急千金要方》卷十四“风眩第四”篇中薯蓣丸方下云：“治头目眩冒，心中烦郁，惊悸狂癫，署预丸方。”此薯蓣丸在张仲景原方中改阿胶为鹿角胶，着重补肾益精，阳中求阴；另加黄芩六分，主要针对风病、气病中夹有热象的情况，补中有泻，以清上焦之火。此外，孙思邈在此篇中还有薯蓣汤、薯蓣煎的变方，强调补虚泻热治疗风眩之疾。

唐·王焘《外台秘要》卷第十七“杂疗五劳七伤方三首”篇中有大薯蓣丸，“疗男子五劳七伤，晨夜气喘急，内冷身重，骨节烦疼，腰背强痛引腹内，羸瘦不得饮食，妇人绝孕，疝瘕诸病”。本方为张仲景原方化裁而来，组方上去大豆黄卷、神曲、柴胡、白蔹、川芎，加大黄、泽泻、干漆、黄芩、石膏、黄芪、前胡。所去药物为祛外风之药，所加药物为补气祛内邪的药物，强调通过补虚升阳以散阴寒之气，同时散内结之邪以推陈致新。

宋·陈无择《三因极一病证方论》“虚损证治”篇描述了大山芋圆，其组成及制作方法与《金匮要略》薯蓣丸基本相同，主治“诸虚百损，五劳七伤……心中烦悸……情思不乐……夜多异梦……善惊多忘……又治风虚，头目眩晕，心神不宁，及病后气不复常，渐成劳损。久服补不足，愈风气百病”。此方扩展了薯蓣丸在临床中的应用范围，尤其是增加了针对情志疾病的应用，如烦躁抑郁、易惊健忘、失眠多梦等因虚所致心气不足的症状，并指出薯蓣丸可长期服用，通过补虚而疗愈诸多疾病。

明·施沛《祖剂》薯蓣丸的组成是薯蓣（山药）、甘草、桂枝、神曲、大豆黄卷、当归、干地黄、川芎、芍药、白蔹，由《金匮要略》薯蓣丸化裁而来，也用于治虚劳诸不足之风气。本方减去了益气补肺之药物，以养血祛风为主，重在脾胃与血脉，通过治脾胃来健脾益气、养血通脉，从而治疗虚劳诸不足，同时也侧面印证了“风气”产生的根本在于脾虚血亏引起的虚风内动。重用山药在于山药本身可以补虚，补中益气、健运脾胃使气血生化有源；以桂枝解肌祛风，实卫表、和营卫，以御风邪，同时桂枝有助心行血之力，可使血行风自灭。

2.名医经验

丁甘仁在《丁甘仁医案》中云：“吐血后，咳嗽，吐涎沫，形瘦色萎，阴损及阳，土不生金。脾为生痰之源，肺为贮痰之器，脾虚不能为胃行其津液，水谷之湿，生痰聚饮渍之予肺，肺失清肃之权，涎出于脾，脾无摄涎之能，谷气既不化精微，何以能生长肌肉。形瘦色萎，职是故也。”此处用《金匮要略》薯蓣丸加减（怀山药、炙甘草、仙半夏、旋覆花、潞党参、云茯苓、炙苏子、川贝母、野白术、薄橘红、甜杏仁、炙远志、核桃肉）进行治疗。

叶橘泉在《临证实用方剂》中认为薯损丸能主治“虚损头眩，心悸，烦乱，神经衰弱，歇斯底里”等。

陆渊雷在《陆渊雷＜金匮要略今释＞》中针对《备急千金翼方》的薯蓣丸治头目眩冒、心中烦郁、惊悸狂癫，认为此方主虚损，而兼运动神经营养神经之病证者，如后世回天再造丸之意，故云风气百疾。

丁光迪认为薯蓣丸适用于脾胃虚弱、虚风眩晕，主治中焦受损、荣卫不足引起的头晕感、疲乏无力、大便时结时溏、易于感冒、时自形寒、间有虚热、脉细迟、舌嫩少苔。虚风眩晕在临床并不少见，尤其是脾胃虚弱之体最易患此，其证见于头目，而病本实在中焦，用薯蓣丸为治，最称合拍。仲景谓其治“虚劳诸不足，风气百疾”。《名医别录》更谓“主头面游风，头风眼眩”。丁光迪在治虚风头晕症中在薯蓣丸的原方基础上去地黄、阿胶、苦杏仁是嫌其阴柔滋腻，有碍于阳气升发，白蔹亦去之。

谢海洲认为薯蓣丸主治诸虚百损、虚劳诸不足、气血两亏。患者表现为身体消瘦、精神不振、头晕目眩、心中烦闷、气短乏力、胃呆纳少、骨节腰背酸痛等症状，宜补益气血、祛风和营，用薯蓣丸，又称大山药丸。

刘渡舟认为薯蓣丸治疗脾胃虚弱、气血不足，则易被风邪所袭，因而肺气闭郁，则心中郁烦、腰酸、骨节烦疼；风邪扰于上，则头晕目眩；脾胃虚弱，则食少不化；气血虚损，则少气乏力、羸瘦、惊悸失眠。

岳美中创立了老年补益方法，其中平补类以薯蓣丸为代表方，适用于气虚血虚、虚劳诸不足。岳美中认为薯蓣丸很适用于老年患者，因其高年气血虚损，常有头眩、肢痛、麻木的周身不适症状，是风眩、风痹或五劳七伤者的写照。

颜德馨认为薯损丸是养生抗衰第一方。虚劳诸不足是指人体气血、阴阳禀赋不足或后天失养，也包括积劳内伤、元气亏耗、精血暗损等证。方以山药为君，臣以气血双调之品，佐使以祛风邪、运脾消食，虽云治风气实能御百疾，诚为养真方之鼻祖。

廖溶泉用薯蓣丸治肺结核。廖溶泉总结肺结核的六大治法，在后期气阴两虚，久病则损伤脾与肾，治当培元周本，辅助正气，调理脾胃最为重要。调理善后可用薯预丸、养阴丸等，并注意饮食调补、适当休息、精神愉快，则能使肺结核早日治愈。

周仲瑛认为《金匮要略》中薯蓣丸、鳖甲煎丸、大黄蛰虫丸大方都是治疗疑难症的代表方剂。据临证经验及《金匮要略》的理念，治疗肿瘤的要点分别是以毒攻毒占先机，善用虫药行血，再以重脾胃作为后续治疗。后期的调理以薯损丸作为复方大法的代表，其他还有小建中汤、黄芪建中汤，达到调理脾胃、益气和营之功，其中若气血阴阳俱亏用薯蓣丸。

李玉奇老中医使用薯蓣丸治疗再生障碍性贫血第二阶段，证属脾肾阳虚，认为其有补气健脾的功效。李玉奇的建议处方化裁为山药 30 g，西洋参 10 g，阿胶 25 g，白术、芍药、当归、甘草各 20 g，麦冬、茯苓、生地黄、白蔹、胡黄连各 15 g，柴胡、大黄各 5 g。此方即薯蓣丸去防风、神曲、豆卷、桂枝、生姜、大枣、川芎、杏仁、桔梗，加胡黄连及大黄。此方水煎服，连服 1 个月，必要时加输血，以及配合单方羊髓粉每次 15 g，1 日 3 次共服。李玉奇的观点是在治疗中应重视缓解期的固本治疗，此期患者骨髓造血功能的恢复尚不稳定，忽视固本治疗，易致病情反复，坚持半年以上的固本治疗及长期治疗是降低复发率、提高远期疗效的关键。

何任认为薯蓣丸条文指出虚劳兼有风气的治法。虚劳患者气血阴阳俱虚、抵抗力弱、外邪容易侵入人体成病，此方具有提高整个机体抗病免疫能力的作用，是治疗慢性虚劳病证，卫气不固，易感风邪的良方，尤以慢性肾炎为宜。

李博鑑用此方治气血不足，兼夹风邪所致虚劳。在皮肤疾病上有以下应用指征，此方可加减化裁进行治疗：肤生红斑，呈斑状或蝶形，对称分布者，治以滋阴降火；肤生白斑，色如牛奶者，治以益肾消斑；面生黑斑，或黑褐、蓝黑者，治以化瘀消斑；皮肤萎缩，甚则皮塌肉馅者，治以益气养血。

二、薯蓣丸临床应用病案及分析

(一)变应性鼻炎

病案一

病案详情

李某,男,1986年5月出生。

2019年10月25日初诊:患者鼻痒、打喷嚏、流清涕反复发作11年,加重伴哮喘4年。患者晨起及遇冷时加重,甚则伴有夜间憋闷、咳喘,久治不愈,诊断为常年性变应性鼻炎、哮喘,常年使用鼻喷激素、口吸入激素治疗。患者初中开始成为运动员,大学及研究生阶段皆是体育专业,贪凉饮冷,起居饮食不知节制。2013,患者年参加工作,留校从事教学,运动量明显减少,变应性鼻炎症状逐年加重。现症见持续性鼻塞、鼻痒、流清涕、打喷嚏、胸闷,伴有哮鸣音、咽干、眼干、怕冷、半身有汗、四肢凉。纳眠可,二便调。舌略红苔黄,有齿痕,脉沉紧,左尺沉甚,左寸小滑。

审察病机

司病:患者久病打喷嚏、流清涕,伴有胸闷、咳喘,肺开窍于鼻,肺脏虚损,失于宣发肃降,金气不行,水气不藏,日久则肺肾两亏,故脉沉紧,左尺沉甚。患者从事体育专业多年,《素问·举痛论》曰:“劳则喘息汗出,外内皆越,故气耗矣。”气耗则形不固,肺脾肾气阳俱损。舌略红苔黄,有齿痕,脉沉紧,左尺沉甚,左寸小滑,伴有咽干、眼干、上半身有汗,为虚中夹实,火郁于内。

司人:患者出生于丙寅年,自年少从事体育运动工作,寒暑不节,贪凉饮冷,患鼽涕、咳喘多年。《素问·气交变大论》曰:“岁水太过,寒气流行,邪害心火。”缪问曰:“按六丙之岁……少阳在上,炎火乃流,阴行阳化,所谓寒甚火郁之会也。故病见身热烦躁,谵妄胫肿腹满等症,种种俱水湿郁热见端,投以辛热,正速毙耳。丙为阳刚之水,故宗《内经》气寒气凉,治以寒凉立方,妙在不理心阳而专利水清热,以平其汩没之害。”患者丙寅年出生,得天地禀赋,肾气胜心气弱,水火交争,气争于中,可利水清热于中;久者,中气耗伤,咳喘鼽涕,唯有建中固肾。

司天:患者己亥年来诊,《素问·六元正纪大论》:“己巳、己亥岁,上厥阴木,中少宫土运,下少阳相火,风化清化胜复同,所谓邪气化日也,灾五宫,风化三,湿化五,火化七,所谓正化日也。”《素问·气交变大论》:“岁土不及,风乃大行,化气不令,草木茂荣,飘扬而甚,秀而不实,上应岁星。”巳亥之岁,化令不足,脾胃化气不得天助，风气得天助而旺盛，木克土，五宫土气空乏。对患者而言，巳亥年应以扶土抑木，健脾化湿祛痰为要务。

处方思路

病-人-天合参，以辨病为主，参合患者出生禀赋与就诊之年气运。患者久病鼽涕、咳喘，肺、脾、肾阳气耗伤，素体得丙寅年寒水相火之气，寒甚火郁，气争于中。患者逢巳亥年来诊，必当顾护中气。五运六气膏滋方（以下简称膏滋方）选用薯蓣丸建中补益肺脾以调营卫，肾气丸益肾以御寒水之偏，黄连茯苓汤开水热之结。

阿胶（烊化）90 g、鹿角胶（烊化）80 g、龟板胶（烊化）60 g、人参（另煎）60 g、熟地黄（砂仁 30 g 拌炒）90 g、大枣（擘）120 g、车前子（包煎）90 g、生地黄 120 g、山茱萸 90 g、山药 180 g、炮附子 30 g、肉桂 30 g、茯苓 90 g、泽泻 90 g、牡丹皮 90 g、炙甘草 150 g、炒神曲 60 g、麦冬 90 g、黄芪 90 g、黄连 60 g、黄芩 30 g、清半夏 90 g、制远志 60 g、通草 60 g、柴胡 60 g、防风 60 g、桔梗 60 g、苦杏仁 60 g、干姜 60 g、白术 90 g、白芍 60 g、川芎 60 g、当归 90 g、桂枝 60 g、饴糖 250 g、冰片 100 g、黄酒100 g，制 1 个月量膏滋。

2019 年 12 月 15 日二诊：患者鼻塞、流涕、打喷嚏均较前减轻，咽部不适减轻，咳少量黄痰，偶胸闷、乏力，怕冷减轻，汗出好转，纳眠可，二便调。膏滋方继服 1 个月

2020 年 2 月 28 日三诊：患者诸症基本缓解，偶有胸闷。处方为薯蓣丸合金匮肾气丸加减，制 1 个月量膏滋。

按语

患者为青壮年男性，因职业损伤致耗伤气血，肺、脾、肾阳气亏虚，营卫不固，咳喘、鼽涕反复发作，属《金匮要略》中虚劳病。《金匮要略 · 血痹虚劳病脉证并治》有言："虚劳腰痛，少腹拘急，小便不利者，八味肾气丸主之。虚劳诸不足，风气百疾，薯蓣丸主方之。"

病案二

病案详情

刘某，女，1977 年 3 月出生。

2020 年 11 月 7 日初诊：患者鼻塞、打喷嚏、流清涕反复发作 10 余年，有哮喘反复发作史 10 余年、湿疹病史 3 年，每年春秋两季发作频繁。近 1 个月来，患者鼻塞、打喷嚏、流清涕加重，并伴有哮喘发作、胸闷、憋气，双上臂与小腿可见多处

皮肤湿疹样改变。患者平素怕冷，颈部不适，眉棱骨及太阳穴胀痛，两手掌发黄角化，右肩膀酸胀，左下肢及膝盖不适；月经量大，月经周期为 20 日左右，月经期间易外感，腰以下凉。纳可，常感腹胀，眠差，入睡困难，二便可。舌质略暗红，苔略腻，脉虚弦，左眩带勾。

审察病机

司病：患者久病变应性鼻炎伴哮喘、湿疹。“诸气膹郁，皆属于肺”，鼻为肺窍，肺主皮毛，鼻窍皮毛之病皆与肺金力量失衡有关。患者颈、肩、下肢、膝盖关节不利，肝主筋，肺主治节，治节不利，营卫气血不能濡养宗筋。患者患病日久，肺脾太阴之气匮乏，阳明阖降失职，故眉棱骨及太阳穴胀痛，手掌心发黄角化，太阴阳明不利，厥阴不阖，故月经量大，易于外感，腰以下凉，腹胀。舌质略暗红，苔略腻，脉虚弦，皆为虚损之象。患者治疗以培土益肺、养荣柔肝为主线，因此选薯蓣丸为主方。

司人：患者出生于丁巳年，自诉自幼体质较弱。《素问·气交变大论》曰：“岁木不及，燥乃大行，生气失应，草木晚荣，肃杀而甚，则刚木辟著，柔萎苍干，上应太白星。”《素问·六元正纪大论》：“丁亥、丁巳岁，上厥阴木，中少角木运，下少阳相火。”患者丁巳年出生，得天地禀赋，肝气偏弱，痰湿偏胜。缪问提及“是年风燥火热，多阳少阴，不资液以救焚，则熇熇之势，遂成滋蔓，是当藉天一之源，以制其阳焰者”。患者患咳喘、鼽涕、湿疹多年，且月事不调、失眠，体现其木气不及的先天禀赋，因此合用苁蓉牛膝汤、敷和汤。

司天：患者庚子年来诊，《素问·六元正纪大论》：“庚午、庚子岁，上少阴火，中太商金运，下阳明金。”庚年金气太过，害必凌木，火气内郁，耗伐气血，因此佐以苁蓉牛膝汤合正阳汤。

处方思路

病-人-天合参，以辨病为主，参合患者出生禀赋与就诊之年气运。患者咳喘、鼽涕日久，肺脾气血耗伤，素体得丁未年不及之木气，血燥湿盛，逢庚子年来诊，肃杀之气大行，少阴火郁。膏滋方选用薯蓣丸建中、补益肺脾以调营卫，苁蓉牛膝汤以纠血燥之偏，正阳汤养血清燥、清上热。

山药 20 g、炙甘草 15 g、当归 9 g、生地黄 9 g、炒神曲 9 g、大豆黄卷 9 g、桂枝 6 g、党参 6 g、阿胶（烊化）5 g、川芎 6 g、白芍 9 g、麦冬 9 g、白术 6 g、炒杏仁 6 g、防风 6 g、柴胡 5 g、茯神 9 g、桔梗 6 g、干姜 3 g、白蔹 3 g、大枣 3 g、陈皮 6 g、半夏 6 g、炒枳壳 6 g、牛膝 9 g、木瓜 9 g、肉苁蓉 9 g、乌梅蜜 6 g、

桑白皮 6 g、玄参 6 g,14 剂,制 1 个月量膏滋。

2020 年 12 月 11 日二诊:患者哮喘、胸闷显著好转,鼻痒、打喷嚏、流清涕、鼻塞发作程度减轻,湿疹变化不大。患者半个月前感冒,上述症状有所反复,眉棱骨及太阳穴胀痛,月经变化不大,仍怕冷。舌质略暗红,苔略腻,脉虚弦。

处方思路

患者服用膏滋方之后,虽然鼻部症状减轻,但怕冷及其他症状并没有好转,证实患者体质更偏于肝肾不足于下,燥湿交结于上。2021 年为辛丑年水运不及,太阴湿土司天,太阳寒水在泉,肝肾亏虚会更加明显,因此选用薯蓣丸+五味子汤+苁蓉牛膝汤+敷和汤。

阿胶(烊化)9 g、鹿角胶(烊化)9 g、龟甲胶(烊化)6 g、车前子(包煎)9 g、菟丝子 6 g、熟地黄 30 g、砂仁 3 g、人参 6 g、山药 15 g、炙甘草 12 g、当归 9 g、生地黄 9 g、炒神曲 9 g、桂枝 6 g、川芎 6 g、白芍 9 g、麦冬 12 g、白术 9 g、炒杏仁 6 g、防风 9 g、柴胡 9 g、茯神 12 g、桔梗 6 g、干姜 6 g、白蔹 6 g、大枣 13 g、陈皮 6 g、牛膝 9 g、木瓜 9 g、肉苁蓉 9 g、炒枣仁 9 g、山茱萸 6 g、五味子 6 g、半夏 6 g、炒枳壳 6 g、乌梅 g、煨诃子 9 g、酸枣仁 12 g、芡实 12 g、杜仲 6 g、巴戟天 6 g、饴糖 12 g、黄酒 12 g,15 剂,制 2 个月量膏滋。

2021 年 12 月二诊:自述变应性鼻炎、湿疹、哮喘明显缓解,偶有胸闷不适,仍偶有头痛,睡眠较前改善,月经量减少,周期为 24 日左右,手掌变黄角化已愈,湿疹到冬季很少发作。

处方思路

根据患者丁巳年初之气时出生,辛丑年终之气时来诊,兼顾来年壬寅年气运,开具冬季膏滋方,从冬至至立春前服用。

阿胶(烊化)6 g、鹿角胶(烊化)6 g、龟甲胶(烊化)6 g、车前子(包煎)9 g、菟丝子 6 g、山药 20 g、炙甘草 15 g、当归 9 g、生地黄 9 g、炒神曲 9 g、大豆黄卷 9 g、桂枝 6 g、党参 6 g、川芎 6 g、白芍 6 g、麦冬 9 g、白术 6 g、炒杏仁 6 g、防风 6 g、柴胡 5 g、茯神 9 g、桔梗 6 g、干姜 3 g、白蔹 3 g、大枣 3 g、陈皮 6 g、牛膝 6 g、木瓜 6 g、覆盆子 6 g、半夏 6 g、炒枳壳 g、青皮 g、酸枣仁 9 g、野蔷薇根 6 g,共制为膏滋。

患者多年顽疾在服用膏滋方期间已经显著缓解,偶有劳累、饮食不节会有轻微发作。"脾为生痰之源,肺为储痰之器",嘱咐其注意饮食,不可过食生冷甜腻辛辣。患者 2022 年冬季再开膏滋方,2023 年感染病毒后病情轻微反复发作,开具薯蓣丸合紫菀汤、二陈汤膏滋方。

按语

《金匮要略·血痹虚劳病脉证并治》载:“虚劳诸不足,风气百疾,薯蓣丸方主之。”其释义为一切虚劳诸不足,又兼有各种风气病的,不能单纯补虚,薯蓣丸补而能祛风。本方主治虚病兼实,是扶正祛邪的典范,虽有风气百疾,而所用风药甚少,皆因虚而生风。《张氏医通》:“按薯蓣丸专主表邪不解,误用凉药,伤犯肺胃自上而下虚劳……其立方全以桂枝汤和营散邪,合理中丸兼理药误,君以薯蓣大理脾肺,毫不及乎肾肝。”薯蓣丸中有四物汤,有补肝血之用,《张氏医通》中认为本方毫不及肝肾的说法是值得商榷的。

本方确为久病肺脾亏虚,由上及下,中焦失守,建中以补虚之方。方中以山药、炙甘草、大枣为主要甘淡以补脾肺,佐以小量四物四君理中汤,补左右之气血,以桂枝、柴胡、防风去风气,以麦冬、杏仁、桔梗、白蔹清肺,以大豆黄卷、炒神曲消食,方剂的重点在中上二焦。原方晨起空腹酒服,每日一丸,服百日,换算为每丸 10~12 g。

薯蓣丸用于治疗变应性鼻炎、哮喘、湿疹,证型属于久病肺脾气虚型,根据患者体质虚实,调整补益的山药、炙甘草、大枣、酒、阿胶的用量,收效显著。

(二)前庭周围性眩晕

病案一

病案详情

刘某,女,1961 年 8 月出生。

2023 年 5 月 26 日初诊:患者反复发作头晕、耳鸣半年,加重 1 个月来诊。患者于 2022 年曾行甲状腺切除术,近半年来常因劳累发作头晕,发作时间多为晨起,严重时自觉天旋地转、恶心、呕吐,伴肢体乏力、走路不稳、右耳耳鸣、耳堵闷感、颈项不适、平素起夜多。现症见头晕频繁发作,体位变动时显著,右耳听力下降,伴耳鸣。纳可,眠差,起夜多,大便可。舌质略暗红,苔略白腻,脉弦缓,按之空。西医诊断为前庭周围性眩晕。

审察病机

司病:患者头晕、耳鸣半年。“诸风掉眩,皆属于肝”,头晕、耳鸣反复发作当责之于肝。肝主筋,气血不利,筋束骨无力,故头晕、眩晕、肢体乏力、走路不稳。肾气通于耳,心开窍于耳,心肾水火既济,全赖肝脾气血充盛,气机得以升降。患者劳则加重,动则加重,入夜营血亏虚,则失眠、起夜。脉弦缓,按之空,皆为气血亏虚、风痰上犯之象,因此以薯蓣丸合半夏白术天麻汤为主方。

司人:患者出生于辛丑年。《素问·气交变大论》曰:"岁水不及,湿乃大行,长气反用,其化乃速,暑雨数至,上应镇星。"《素问·六元正纪大论》:"辛未、辛丑岁,上太阴土,中少羽水运,下太阳水。"患者辛丑年出生,得天地禀赋,肾气偏弱,湿气偏胜。

司天:患者癸卯年发病来诊,《素问·六元正纪大论》:"癸酉、癸卯岁,上阳明金,中少徵火运,下少阴火。"天地燥火二气主政,耗伤气血,因此佐以审平汤。

处方思路

病-人-天合参,以辨病为主,参合患者出生禀赋与就诊之年气运。患者头晕、耳鸣日久,素体得辛丑年不及之水气,肾虚湿盛,逢癸卯年来诊,燥火耗伤气血。膏滋方选用薯蓣丸以建中、调营卫,半夏白术天麻汤以化痰浊,审平汤以降燥敛肝。

茯苓 9 g、白术 6 g、炒六神曲 9 g、炒甘草 12 g、当归 9 g、川芎 6 g、白芍 6 g、柴胡 6 g、桂枝 6 g、防风 7 g、山药 15 g、大豆黄卷 9 g、麦冬 9 g、炒苦杏仁 6 g、桔梗 6 g、干姜 3 g、白蔹 3 g、党参 9 g、熟地黄 9 g、阿胶(烊化)5 g、酸枣仁 9 g、干姜 3 g、半夏 6 g、陈皮 9 g、党参 9 g、天冬 6 g、远志 6 g,14 剂,每日 1 剂,分早、晚 2 次温服。

2023 年 6 月 30 日二诊:患者头晕未再发作,仍眠差。膏滋方巩固治疗 1 个月。

按语

《素问·金匮真言论》:"东风生于春,病在肝,俞在颈项。"患者肝血不足,脾气化生无力,中焦不运,土病则聚液成痰,痰浊上犯,为本病眩晕的关键;又因肾为肝母,肾主藏精,精虚则脑海空、头重脚轻、走路不稳。因此,风痰为眩晕之标,脾肾虚为眩晕之本。

病案二

病案详情

王某,男,1933 年 3 月出生。

2024 年 1 月 1 日初诊:患者头晕 6 年,加重 2 个月余。患者头晕与体位变动相关,低头时加重,发作时天旋地转,每次发作持续时间 5 分钟,无恶心、呕吐、头痛,周身乏力、腿脚无力,头晕严重影响日常生活,出门要借助轮椅,平素口臭,饭后嗝气频繁。纳眠可,二便可。舌暗红,中部凹陷,伴有裂纹,苔略腻。半年前,患者于外院住院治疗,诊断为前庭周围性眩晕,治疗效果不满意,后行针灸治疗,效可。患者既往有高血压、冠心病病史。

审察病机

司病:患者高龄且头晕 6 年。患者高龄肝肾亏于下,浊阴蒙于上,是眩晕发作的根本病机。患者头晕,动则加重,发作时天旋地转、头重脚轻,平素口臭,饭后嗝气频繁,舌暗红,中部凹陷,伴有裂纹,苔略腻,皆是肝肾亏虚,封藏不固,脾胃浊气上蒙清窍之象。患者应培补中焦,以固肝肾、降浊气,因此以薯蓣丸合半夏白术天麻汤为主方。

司人:患者出生于癸酉年。《素问·气交变大论》曰:“岁火不及,寒乃大行,长政不用,物荣而下,凝惨而甚,则阳气不化,乃折荣美,上应辰星。”《素问·六元正纪大论》:“癸酉、癸卯岁,上阳明金,中少徵火运,下少阴火。”患者癸酉年出生,得天地禀赋,心气较弱,燥气偏胜。

司天:患者癸卯年发病来诊,《素问·六元正纪大论》:“癸酉、癸卯岁,上阳明金,中少徵火运,下少阴火。”天地燥火二气主政,耗伤气血,因此佐以审平汤。

处方思路

病-人-天合参,以辨病为主,参合患者出生禀赋与就诊之年气运。患者久病头晕,素体得癸卯年不及之火气,逢癸卯年来诊,燥火耗伤气血。膏滋方选用薯蓣丸以建中、益气血,半夏白术天麻汤以化痰浊,审平汤以降燥敛肝。

人参 6 g、当归 9 g、桂枝 9 g、大豆黄卷 9 g、川芎 6 g、鹿角胶 4 g、白芍 9 g、白术 6 g、麦冬 9 g、炒苦杏仁 6 g、柴胡 6 g、桔梗 6 g、阿胶 7 g、干姜 3 g、白蔹 3 g、防风 7 g、酸枣仁 9 g、龟甲胶 3 g、清半夏 6 g、陈皮 6 g、天麻 6 g、炒甘草 15 g、山药 18 g、黄芪 9 g、山茱萸 6 g、远志 6 g、茯神 6 g、熟地黄 9 g、砂仁 3 g、车前子 6 g,14 剂,制 1 个月量膏滋。

2024 年 1 月 8 日二诊:患者自觉仍有头晕,但症状减轻。患者昨日头晕发作,自觉腿部酸软、乏力、视物模糊、口臭、咽部异物感、清嗓、饭后嗳气不停。纳眠可,二便调。嘱上方继服。

2024 年 2 月 5 日三诊:患者自诉头晕较前好转,低头时仍有头晕、腿部酸软、全身乏力,饭后嗳气较前明显好转。纳眠可,二便调。舌中部显著凹陷,中部有苔。膏滋方继服 1 个月。

人参 9 g、当归 9 g、桂枝 9 g、生地黄 9 g、大豆黄卷 9 g、川芎 6 g、白芍 9 g、白术 6 g、麦冬 9 g、炒苦杏仁 6 g、柴胡 6 g、桔梗 6 g、茯苓 6 g、阿胶 7 g、干姜 3 g、白蔹 3 g、防风 7 g、酸枣仁 9 g、清半夏 6 g、陈皮 6 g、天麻 6 g、炒甘草 18 g、

山药 24 g、远志 6 g、茯神 9 g、砂仁 3 g、鹿角胶 4 g、龟甲胶 3 g、山茱萸 6 g、木瓜 6 g、木香 3 g、桂枝 9 g，14 剂，制 1 个月量膏滋。

按语

《素问·阴阳应象大论》提到："年六十，阴痿，气大衰，九窍不利，下虚上实，涕泣俱出矣。"《素问·至真要大论》又言"诸风掉眩，皆属于肝。"眩为风象，木气发动，肝肾亏虚于下，痰浊蒙蔽于上，唯执于中，建中焦以补肝肾、益心脾、化痰浊。

病案三

病案详情

闫某，男，1955 年 3 月出生。

2024 年 1 月 15 日初诊：患者反复发作眩晕半年，加重 1 个月。患者于半年前无明显诱因出现眩晕，就诊于某医院耳鼻喉科，诊断为前庭周围性眩晕，治疗效不佳。出院后，患者眩晕发作次数减少，仍感头晕沉、走路不稳。1 个月前，患者无明显诱因出现眩晕发作频次增加、症状加重，每 6～7 日发作 1 次，发作时伴呕吐、头痛、冒冷汗。患者半年前出现左耳耳鸣、听力轻度下降。纳差，眠可，大便干，小便调。舌质暗红，薄白苔，脉缓涩而空。

审察病机

司病：患者为老年男性，患头晕、眩晕反复发作半年，近 1 个月来发作加重，每 6～7 日发作 1 次，发作时伴呕吐、头痛、冒冷汗。患者现纳差，眠可，大便干，小便调；舌质暗红，薄白苔，脉缓涩而空。四诊合参，患者气血匮乏，燥湿痰浊气上蒙清窍，血不柔筋。"诸风掉眩，皆属于肝"，应培补气血、化痰降浊，因此以薯蓣丸合半夏白术天麻汤为主方。

司人：患者出生于乙未年。《素问·气交变大论》曰："岁金不及，炎火乃行，生气乃用，长气专胜，庶物以茂，燥烁以行，上应荧惑星。"《素问·六元正纪大论》："乙丑、乙未岁，上太阴土，中少商金运，下太阳水。"患者乙未年出生，得天地禀赋肺气较弱，湿气偏胜。

司天：患者癸卯年发病来诊，《素问·六元正纪大论》："癸酉、癸卯岁，上阳明金，中少徵火运，下少阴火。"天地燥火二气主政，耗伤气血，因此佐以审平汤。

处方思路

病-人-天合参，以辨病为主，参合患者出生禀赋与就诊之年气运。患者久病头晕，素体得乙未年不及之肺气，又逢癸卯年来诊，燥火耗伤气血。膏滋方选用薯蓣丸以建中、调营卫，半夏白术天麻汤以化痰浊，紫菀汤以益肺气，审平汤以降燥敛肝。

人参 6 g、当归 9 g、桂枝 9 g、生地黄 9 g、大豆黄卷 9 g、川芎 6 g、白芍 9 g、白术 6 g、麦冬 9 g、炒苦杏仁 6 g、柴胡 6 g、桔梗 6 g、阿胶 6 g、干姜 3 g、白蔹 3 g、防风 7 g、酸枣仁 9 g、蜜紫菀 6 g、清半夏 6 g、陈皮 6 g、天麻 6 g、炒甘草 15 g、山药 18 g、蜜桑白皮 6 g、黄芪 9 g、木瓜 6 g、茯神 6 g,14 剂,制 1 个月量膏滋。

2024 年 2 月 12 日二诊:患者现自觉眩晕好转,治以大薯蓣膏加减。

人参 7 g、当归 9 g、桂枝 9 g、生地黄 9 g、大豆黄卷 9 g、川芎 6 g、白芍 9 g、白术 6 g、麦冬 9 g、炒苦杏仁 6 g、柴胡 6 g、桔梗 6 g、茯苓 6 g、阿胶 7 g、干姜 3 g、白蔹 3 g、防风 7 g、酸枣仁 9 g、清半夏 6 g、陈皮 6 g、天麻 6 g、炒甘草 15 g、山药 18 g、蜜桑白皮 6 g、黄芪 9 g、木瓜 6 g、山茱萸 6 g、砂仁 3 g,14 剂,制 1 个月量膏滋。

按语

《素问·痿论》称“肝主身之筋膜”,筋膜有赖于肝血的滋养。若肝血充盛,则筋膜得到充分的濡养,才能运动灵活而有力。《素问·经脉别论》指出“食气入胃,散精于肝,淫气于筋”,气血亏虚,筋失所养,可出现肢体无力、头晕、眩晕、手足震颤、肢体麻木、抽搐拘挛、屈伸不利等症状。脾胃健旺,化源充足,气血充盈,则肝有所滋,筋有所养。

(三)儿童反复感冒

病案详情

刘某,女,2019 年 10 月出生。

2023 年 12 月 10 日初诊:患儿咳嗽、鼻塞、流涕、打鼾、张口呼吸反复发作 1 年,家人诉其体质差,近 1 年来平均不到 1 个月感冒 1 次,近 2 个月尤其严重。患儿平素吃饭时好时坏,挑食,大便略干。舌质淡红,苔略腻,脉浮缓。

审察病机

司病:患儿频繁外感,且外感后恢复缓慢,长期鼻塞、流涕、打鼾、张口呼吸、饮食不佳,舌质淡红,苔略腻,脉浮缓,为肺脾气弱,积食痰浊上犯而致。

司人:患者出生于巳亥年,自幼体质较弱。《素问·气交变大论》曰:“岁土不及,风乃大行,化气不令,草木茂荣,飘扬而甚,秀而不实,上应岁星。”《素问·六元正纪大论》:“己巳、己亥岁,上厥阴木,中少宫土运,下少阳相火。”患儿巳亥年出生,得天地禀赋,土气较弱,易内生痰浊,加之小儿患病必以脾胃肺为根本。因此,患儿积食与外感是变生他病的主要因素,应以顾护脾胃、化痰浊兼及于表为基本治疗原则。

处方思路

病-人合参，以辨病为主，参合患儿出生禀赋。膏滋方选用薯蓣丸建中、补益肺脾以调营卫，紫菀汤以清肺益气，白术厚朴汤加枳壳、厚朴、藿香以化痰浊。

阿胶(烊化)5 g、山药 15 g、炒甘草 12 g、当归 9 g、生地黄 9 g、炒神曲 9 g、大豆黄卷 9 g、桂枝 6 g、党参 6 g、川芎 6 g、白芍 6 g、麦冬 9 g、白术 9 g、炒杏仁 6 g、防风 6 g、柴胡 6 g、茯苓 9 g、桔梗 6 g、干姜 3 g、白蔹 3 g、大枣 3 g、陈皮 6 g、牛膝 6 g、木瓜 6 g、覆盆子 6 g、半夏 6 g、炒枳壳 6 g、厚朴 6 g、藿香 6 g、蜜紫菀 6 g、蜜桑白皮 6 g，7 剂，制 1 个月量膏滋。

嘱：忌牛奶、酸奶、冷饮、饮料、垃圾食品、糖，减少油腻食物、水果摄入。

2024 年 2 月 25 日二诊：患儿家长告知患儿服药半个月，诸症消失，饮食改善非常明显，二便皆正常。过年期间因饮食太过，患儿又有些张口呼吸，家长问剩下的药是否可以再用，嘱患儿忌口半个月，膏滋方吃 2 日停 1 日，继服 1 周。

按语

薯蓣丸加减可用于调理儿童体质差、食欲不振、腹痛、腹泻、便秘，以及肺脾虚弱型易外感，临床效果非常显著。临证之时，常结合该患儿出生的五运六气，减少山药、炒甘草的用量，合用《三因司天方》六乙年的紫菀汤、六己年的白术厚朴汤加减，建中上二焦，化痰降浊，通行表里。同时，嘱咐家长“要得小儿安，三分饥与寒”，必须忌口冷饮、饮料、垃圾食品、糖，减少油腻、水果、奶类食品的摄入。这一思路使很多患儿受益，值得借鉴。

(四)杂病

1.鼻息肉

病案详情

王某，男，2011 年 3 月出生。

2023 年 3 月 8 日初诊：患儿鼻塞、流脓涕反复发作 4 年，西医诊断：①鼻息肉；②鼻-鼻窦炎。患儿于 2021 年行左侧鼻腔鼻息肉切除＋鼻窦开放术，术后半年，鼻塞、流脓逐渐加重，一直外用鼻喷激素、口服中药，治疗至今。近期检查发现，患儿左侧鼻腔息肉样组织已长满至前鼻孔，西医建议再次手术。家长担心术后再次复发，加之患儿年龄太小，遂就诊。现症见形体肥胖、精神萎靡、行动迟缓、鼻塞、流脓涕，偶有头痛。食量大，眠可，二便调。舌淡红，中间凹陷，苔白略腻，脉濡。

审察病机

司病：患儿患鼻窦炎、鼻息肉日久。鼻为肺窍，鼻窍壅闭日久，肺气耗伤，痰湿燥结杂而为患。患儿形体肥胖、精神萎靡、行动迟缓、食量大皆为痰浊湿气困阻之象。鼻塞、流脓涕、偶有头痛为鼻窍闭塞，肺气失职所致。舌淡红，中间凹陷，苔白略腻，脉濡，提示中气内陷，脾气不升，胃气壅滞于中。当启动中焦少阳枢机，运转太阴阳明，拟以桔梗元参汤＋审平汤，汤药推动气机。

司人：患者出生于辛卯年。《素问·气交变大论》曰："岁水不及，湿乃大行，长气反用，其化乃速，暑雨数至，上应镇星。"《素问·六元正纪大论》："辛卯、辛酉岁，上阳明金，中少羽水运，下少阴火，雨化风化胜负同，邪气化度也。"患儿辛卯年出生，得天地禀赋，肾气偏弱，燥湿偏胜。

司天：患儿癸卯年发病来诊，《素问·六元正纪大论》："癸酉、癸卯岁，上阳明金，中少徵火运，下少阴火。"天地燥火二气主政，耗伤气血，因此佐以审平汤。

处方思路

病-人-天合参，以辨病为主，参合患儿出生禀赋与就诊之年气运。启动中焦少阳枢机，运转太阴阳明，拟以桔梗元参汤＋审平汤，汤药推动气机。

玄参 12 g、桔梗 9 g、炒杏仁 9 g、半夏 9 g、陈皮 9 g、茯苓 9 g、白术 9 g、白芍 9 g、山茱萸 6 g、麦冬 9 g、远志 9 g、木蝴蝶 6 g、生姜 2 片、大枣 1 个，14 剂，水煎服，每日 1 剂，分早、晚 2 次温服。

2023 年 3 月 26 日二诊：患儿鼻塞较前缓解，体格检查见双侧中鼻道息肉样新生物。予上方加海蛤壳 15 g，28 剂，水煎服，每日 1 剂，分早、晚 2 次温服。此外，加用鼻渊通窍颗粒。

2023 年 5 月 10 日三诊：患儿鼻塞好转，体格检查见左侧鼻腔鼻息肉变小。上方去木蝴蝶、麦冬，加枳壳 9 g、山茱萸 9 g、侧柏叶 9 g、天冬 9 g、生姜 2 片、大枣1 个，14 剂，水煎服，每日 1 剂，分早、晚 2 次温服。

2023 年 5 月 28 日四诊：患儿近期感冒，症状加重，出现头晕、头痛、全身乏力、左侧鼻塞。予桔梗元参汤加远志 9 g、木蝴蝶 6 g、白芍 9 g、炒枳壳 9 g、炒杏仁 9 g，14 剂，水煎服，每日 1 剂，分早、晚 2 次温服。此外，加用荆防颗粒治疗感冒。

2023 年 6 月 11 日五诊：患者鼻塞好转、鼻涕减少，体格检查见双侧鼻腔鼻息肉较前缩小，局限于中鼻道及鼻顶。考虑患儿患鼻息肉日久，虚实夹杂，改用膏滋方扶正祛邪。5 月 28 日处方继服 7 剂，膏滋方选用薯蓣丸＋紫菀汤＋审平汤＋排脓散。

桔梗 6 g、炒苦杏仁 6 g、桂枝 6 g、麸神曲 9 g、防风 7 g、柴胡 6 g、麦冬 9 g、白术 6 g、茯苓 9 g、白芍 9 g、生地黄 9 g、川芎 6 g、当归 9 g、山药 15 g、大豆黄卷 9 g、白蔹 3 g、阿胶（烊化）3 g、厚朴 6 g、陈皮 6 g、麸炒枳壳 6 g、党参 7 g、甘草 12 g、天冬 6 g、车前子 6 g、蜜桑白皮 6 g、蜜紫菀 6 g、大枣 3 g、柯子 6 g、当归9 g，14 剂，每日 1 剂，分早、晚 2 次温服。

2023 年 8 月 13 日六诊：患者服膏滋方后症状明显缓解，鼻塞明显减轻。行电子喉镜示双侧鼻腔进镜顺利，右侧下鼻甲稍肿，双侧鼻腔息肉消失，鼻窦开放术后轮廓化清晰；左侧鼻腔上颌窦开口附近可见散在滤泡样增生，右侧鼻腔上颌窦开口附近可见散在滤泡样增生，咽囊处可见大量白涕；双侧咽鼓管咽口可见，圆枕清晰，咽腔黏膜肥厚，会厌抬举可，无水肿，双侧杓区及梨状窝对称，未见明显新生物，声带开闭可，表面光滑。给予患者桔梗元参汤加减。

玄参 12 g、桔梗 9 g、炒杏仁 9 g、半夏 9 g、陈皮 9 g、茯苓 9 g、白术 9 g、白芍 9 g、山茱萸 6 g、麦冬 9 g、远志 9 g、木蝴蝶 6 g、生姜 2 片、大枣 1 个，14 剂，水煎服，每日 1 剂，分早、晚 2 次温服。

嘱：忌口冷饮、垃圾食品、牛奶、酸奶、糖、巧克力、刺激性食物，减少食用水果，运动减肥，坚持至少半年。

按语

《素问·气厥篇》指出“胆移热于脑，则辛頞鼻渊，鼻渊者，浊涕下不止也”。患儿素体脾虚湿盛，阳气被遏，三焦胆气不利，故鼻渊、鼻窒；又因失治误治，耗伤气虚，致病入厥阴太阴，久病虚劳。薯蓣丸建中焦，紫菀汤加审平汤清肺燥，桔梗元参汤化痰浊，扶正祛邪。

2.心脏病

病案详情

孙某，女，1958 年 10 月出生。

2021 年 11 月 6 日初诊：患者 2 年前因心慌、乏力、头痛、头晕、耳鸣逐年加重，诊断为先天性心脏动脉导管未闭，于某医院行心脏动脉导管未闭封堵术。术后患者乏力、心慌明显好转，但头痛、头晕、耳鸣加重，胃脘部胀满不适。纳差，眠差。舌质暗红，苔略厚腻，脉弦涩空。

审察病机

司病：患者为老年女性，先天性心脏动脉导管封堵术后，出现头痛、头晕、耳鸣、胃胀、失眠，舌质暗红，苔略厚腻，脉弦涩空。心病日久，耗伤心气，痰瘀交阻于中，心开窍于耳，心脉微涩，因此耳鸣、头晕、头痛。巨阙为心的募穴，是心气汇聚之地，因此心口撑胀、纳差。四诊合参，患者应培中补虚，化痰祛瘀，因此以薯蓣丸合血府逐瘀汤为主方。

司人：患者出生于戊戌年。《素问・气交变大论》曰："岁火太过，炎暑流行，肺金受邪。民病疟，少气咳喘，血溢血泄注下，嗌燥耳聋，中热肩背热，上应荧惑星。"《素问・六元正纪大论》："戊辰、戊戌岁，上太阳水，中太徵火运，下太阴土。"患者戊戌年出生，得天地禀赋，心气偏旺，寒湿偏胜，合用麦门冬汤清降肺胃之气。

司天：患者辛丑年来诊，《素问・六元正纪大论》指出"辛未、辛丑岁，上太阴土，中少羽水运，下太阳水，雨化风化胜复同"，因此为气不足，寒湿主令。

处方思路

病-人-天合参，以辨病为主，参合患者出生禀赋与就诊之年气运。久病心气亏虚，素体得火运太过，又逢辛丑年来诊，膏滋方选用薯蓣丸建中、调营卫，麦门冬汤以清降肺胃之气、化痰浊，血府逐瘀汤以活血祛瘀，备化汤温化寒湿以助心气。

阿胶(烊化)5 g、山药 15 g、炒甘草 12 g、当归 9 g、生地黄 9 g、炒神曲 9 g、大豆黄卷 9 g、桂枝 6 g、人参 6 g、川芎 9 g、白芍 9 g、麦冬 9 g、白术 9 g、炒杏仁 6 g、防风 6 g、柴胡 6 g、茯苓 9 g、桔梗 6 g、干姜 3 g、白蔹 3 g、大枣 3 g、陈皮 6 g、牛膝 6 g、木瓜 6 g、覆盆子 6 g、半夏 6 g、炒枳壳 69 g、蜜紫菀 6 g、蜜桑白皮 6 g、白芷3 g、淡竹叶 6 g，14 剂，制 1 个月量膏滋。

2021 年 12 月 15 日二诊：服用膏滋方 1 个月，患者头痛、头晕未再发作，耳鸣稍有减轻，胃纳、失眠略有改善。适逢冬季，结合壬寅年风火之年，合龟鹿二仙胶、茯苓汤。

鹿角胶(烊化)4 g、龟甲胶(烊化)4 g、阿胶(烊化)6 g、山药 15 g、炒甘草 12 g、当归 9 g、生地黄 9 g、炒神曲 9 g、大豆黄卷 9 g、桂枝 6 g、人参 6 g、川芎 9 g、白芍 9 g、麦冬 g、白术 9 g、炒杏仁 6 g、防风 6 g、柴胡 6 g、茯苓 9 g、桔梗 6 g、干姜 3 g、白蔹 3 g、大枣 3 g、牛膝 6 g、木瓜 6 g、覆盆子 6 g、半夏 6 g、炒枳壳 6 g、厚朴 6 g、青皮 6 g、桃仁 6 g、红花 6 g、蜜紫菀 6 g、蜜桑白皮 6 g、白芷 3 g、淡竹叶 6 g，14 剂，制 1 个月量膏滋。

2022 年 3 月电话三诊：服用第二料膏滋方之后，患者胃胀、失眠基本消失，无头晕、头痛，耳鸣较前减轻，自诉从未如此轻松。嘱患者 12 月初再服冬膏，进行调理。

2022 年 12 月 7 日微信四诊：患者自述今年整体情况显著改善，尤其是饮食改善显著，很少胃胀，偶感头晕、头痛，睡眠、体力都很好，舌质暗红，苔略腻。患者再求冬季 1 个月量膏滋，选用薯蓣丸＋血府逐瘀汤＋升明汤＋龟鹿二仙胶。

鹿角胶（烊化）4 g、龟甲胶（烊化）4 g、阿胶（烊化）6 g、山药 15 g、炒甘草 12 g、当归 9 g、生地黄 9 g、炒神曲 9 g、大豆黄卷 9 g、桂枝 6 g、人参 6 g、川芎 9 g、白芍 9 g、麦冬 9 g、白术 9 g、炒杏仁 6 g、防风 6 g、柴胡 6 g、茯苓 9 g、桔梗 6 g、干姜 3 g、白蔹 3 g、大枣 3 g、牛膝 6 g、酸枣仁 9 g、车前子 6 g、远志 6 g、木蝴蝶 6 g、半夏 6 g、炒枳壳 6 g、青皮 6 g、桃仁 6 g、红花 6 g、蜜紫菀 6 g、蜜桑白皮 6 g、白芷3 g、淡竹叶 6 g，14 剂，制 1 个月量膏滋。

2023 年冬季微信告知：服膏滋方后，患者一年来整体情况较上一年显著改善，问冬季是否再服膏滋方，建议停服中药。

按语

昔有鲧筑堤堵水，九年不成；而“禹之湮洪水，决江河而通四夷九州”，十三年天下太平。患者为老年女性，心脏封堵术犹如鲧治水，改变了原来的循环动力，致患者术后诸多不适。心开窍于耳，因此耳鸣、眩晕。心之门为巨阙，因此胃脘不适。唯有建中焦，益气血，活血化瘀，祛痰化浊，疏通血脉，开少阳少阴枢机，用禹之法，顺势利导。

第二节　吴波应用五运六气膏滋方经验

一、冠心病

病案一

病案详情

李某，女，1952 年（壬辰年）7 月出生。

2019 年 11 月 20 日初诊：己亥年，少土，厥阴风木。患者阵发胸前区疼痛，稍活动则加重，怕冷，遇寒疼痛加重，伴后背疼痛。纳少，眠可，二便调。舌质暗瘀斑，苔黄厚腻，脉双寸尺弱，关略浮。

冠状动脉造影示冠状动脉供血呈右冠状动脉优势性，左冠状动脉主干无狭窄，左前降支近中段弥漫性狭窄，最重者约 90%，前向血流为心肌梗死溶栓治疗Ⅲ级。左回旋支近段以远闭塞。右冠状动脉近段弥漫性狭窄，最重者约 90%，前向血流为心肌梗死溶栓治疗Ⅲ级，可见右冠状动脉向左冠发出侧支循环。

处方：膏滋方选用首乌延寿丸＋冠心灵方＋白术厚朴汤＋静顺汤。

龟板胶(酒炖)72 g、鹿角胶(酒炖)72 g、陈阿胶(酒炖)90 g、白条参(另炖)90 g、大熟地黄(砂仁 40 g 拌炒)150 g、大枣(擘)100 g、何首乌 150 g、忍冬藤 100 g、女贞子 150 g、豨莶草 100 g、墨旱莲 120 g、桑椹 150 g、盐杜仲 120 g、金樱子 100 g、霜桑叶 100 g、川牛膝 100 g、生白术 100 g、川厚朴 70 g、清半夏 70 g、紫油桂30 g、淡干姜 40 g、宣木瓜 120 g、云茯苓 100 g、炙甘草 100 g、诃子肉 50 g、西防风80 g、杭白芍 120 g、生黄芪 300 g、紫丹参 200 g、大川芎 100 g、桑寄生 100 g、野葛根 150 g、烫水蛭 40 g、广陈皮 70 g、饴糖 300 g，共制为膏滋。

2020 年 12 月 24 日二诊：患者去冬服膏滋方后体力明显改善，精神好，每次步行来医院就诊，轻微活动无胸痛，后背疼明显减轻，怕冷减轻，无明显胸闷、心慌，易汗出，无头晕、头痛。纳眠可，二便调。舌质红，苔薄，脉沉，寸尤甚。

处方：膏滋方选用首乌延寿＋冠心灵方＋薯蓣丸＋四逆散。

陈阿胶(酒炖)60 g、龟板胶(酒炖)72 g、鹿角胶(酒炖)78 g、大枣(擘)100 g、白条参(另炖)100 g、炒神曲(包煎)150 g、大熟地黄(砂仁 40 g 拌炒)150 g、菟丝子(包煎)100 g、豨莶草 100 g、盐杜仲 100 g、桑椹 80 g、炒当归 100 g、金樱子 100 g、女贞子 120 g、墨旱莲 120 g、怀牛膝 100 g、忍冬藤 100 g、霜桑叶 80 g、淡干姜 40 g、炙甘草 80 g、炒白术 100 g、生黄芪 250 g、紫丹参 150 g、桑寄生 120 g、野葛根 100 g、大川芎 100 g、怀山药 100 g、杭白芍 100 g、云茯苓 100 g、大豆黄卷 100 g、北柴胡 80 g、川桂枝 80 g、剖麦冬 100 g、炒杏仁 70 g、玉桔梗 80 g、西防风 80 g、炒枳壳 70 g、元贞糖 200 g，共制为膏滋。

治疗后情况：2021 年 7 月 19 日，患者冠状动脉计算机体层血管成像提示冠状动脉弥漫粥样硬化并多发狭窄，右冠状动脉近段中度狭窄，中远段轻度狭窄伴混合斑块，后降支起始处局限性轻度狭窄伴钙化斑块，左前降支近中段及左旋支重度狭窄伴混合斑块，第一对角支中重度狭窄伴钙化斑块。

按语

冠心病属胸痹范畴，多发于中老年人，发病病位主要在心，与其他脏腑关系密切。其病机特点大多为本虚(气虚、阴虚、阳虚)标实(瘀血、痰浊)，胸闷、心慌、气短、头晕、脉象寸部沉弱为其常见临床表现，此多为心气心阳不足或胸中大气下陷，不能贯心脉、行血气、司呼吸，导致上焦心脑肺失养所致，气虚血瘀为其最常见证型。“治病必求于本”，针对这一病机，论治此病时，应首先辨明气血、阴阳之虚实，在遣方制膏时要注重本虚的特点，予以补益；并兼顾标实之表现，予以通利。

本患者壬辰年出生，素体劳累，《素问·气交变大论》提及“岁木太过，风气流行，脾土受邪”，故易生痰湿。痰湿瘀阻心脉，稍动则胸闷、胸痛、后背痛，舌质暗瘀斑，苔黄厚腻，脉双寸尺弱，关略浮。因此，遣方制膏时，重在本虚的特点，予以打底方为首乌延寿丸加冠心灵方。秦伯未认为首乌延寿丹的滋补有几个优点：不蛮补，不滋腻，不寒凉，不刺激。陆九芝认为延寿首乌丹以阴药为体，蕴有一种活动能力，主要作用在于维持机体本能，和一般养阴剂的补虚去实在实质上有很大区别。同时，临证时常选用名老中医周次清教授经验方冠心灵方补气活血化瘀。二方通过补其渐衰之肾精肾气，从而补助心阳心气。己亥之年，土运不及，厥阴风木司天，终之气临床所见一派土湿之象，多表现为舌苔厚腻等问题，加入三因司天方白术厚朴汤补太阴兼泄厥阴。因考虑来年为庚子年，初之气太阳寒水加临厥阴风木，易出现寒临太虚阳气不令之象，加静顺汤温太阳之经，煦太阴之阳，醒胃助脾。总方顾命门，补益心气，枢转中焦脾胃。服膏滋方后，患者症状明显好转，庚子年继用首乌延寿丸加冠心灵方，同时加薯蓣丸调理脾胃、益气和营。

病案二

病案详情

滕某，男，1939 年(己卯年)11 月出生。

2022 年 8 月 23 日初诊：壬寅年，太木，四之气阳明燥金加临太阴湿土。患者于 3 年前被诊断诊为冠心病，未系统治疗。15 日前，患者因发作性胸闷、心悸于某医院住院治疗，口服单硝酸异山梨酯片、阿托伐他汀钙片、阿司匹林肠溶片等药，症状未缓解，寻求中医治疗。现症见阵发性胸闷，伴心慌，夜间加重，1～2 小时发作1 次，且烦躁、易惊恐、口干、焦虑、双下肢酸软乏力、易汗出、耳鸣，偶有头晕。食欲减退，入睡困难，大便不畅，夜尿频多。舌质暗红，裂纹深，苔薄，脉弦涩。

冠状动脉造影示左冠状动脉主干未见狭窄；左前降支近中段可见明显钙化影，近段弥漫性狭窄 50％～85％，中段次全闭塞；左回旋支发育粗大，近中段弥漫性狭窄 40～50％，远段弥漫性续窄 50～80％。右冠状动脉相对纤细，近中段弥漫性狭窄 50～70%，远段次全闭塞。冠状动脉造影建议行支架置入术，患者拒绝。

处方：常规治疗加中药口服。

朱茯神 15 g、制远志 12 g、紫丹参 12 g、大川芎 12 g、玉桔梗 12 g、天冬 12 g、烫水蛭 6 g、炒酸枣仁 30 g、木蝴蝶 12 g、生龙骨 30 g、生牡蛎 30 g、云茯苓 15 g、人参 9 g、炒枳壳 12 g、川厚朴 12 g、炒白术 15 g、广陈皮 12 g、清半夏 9 g、剖麦冬 15 g、酒当归 12 g，水煎服。

出院情况：患者胸闷缓解，无心慌，口干明显改善，偶有头晕，无明显气短，食欲改善，入睡改善，大便调，夜尿仍多，伴有双下肢酸软乏力、易汗出、耳鸣。给予膏滋方改善治疗。

处方：膏滋方选用薯蓣丸＋升明汤＋天王补心丹＋二陈汤加减。

东阿胶（烊化）40 g、熟地黄（砂仁 30 g 拌炒）100 g、生晒参 100 g、炒六神曲（包煎）150 g、炒山药 300 g、淡干姜 50 g、白蔹根 50 g、潞党参 80 g、润玄参 80 g、柏子仁 70 g、玉桔梗 70 g、云茯苓 150 g、北柴胡 70 g、大川芎 150 g、西防风 80 g、炒苦杏仁 70 g、炒白芍 100 g、剖麦冬 100 g、炒白术 100 g、大豆黄卷 100 g、全当归 100 g、川桂枝 70 g、酸枣仁 180 g、川厚朴 70 g、五味子 60 g、白及 150 g、天冬 80 g、野蔷薇根 50 g、麸炒枳壳 70 g、清半夏 70 g、醋延胡索 80 g、紫丹参 100 g、生牡蛎 150 g、炙甘草 60 g、生龙骨 150 g、石菖蒲 80 g、制远志 100 g、木糖醇 100 g，共制为膏滋。

治疗后情况：服用膏滋方后，患者症状改善，体力较前增强，睡眠改善，无明显心悸。患者再次行冠状动脉造影示左冠状动脉主干未见明显狭窄，左前降支近段狭窄 60%，中段狭窄 60%伴有钙化，左回旋支未见明显狭窄；右冠状动脉发育相对细小，未见明显狭窄。

按语

壬寅年四之气为阳明燥金加临太阴湿土。临床可见，三之气之火郁而未发，有伤阴之势，至四之气燥金之象显，致患者津液不足，不能上承，津液不能濡润之象，因此出现口干、舌质红、裂纹深等象；火不下降，心肾不能相交，则见阵发性胸闷，伴心慌；阴虚阳不入阴，故夜间加重，1～2 小时发作 1 次，伴烦躁、易惊、焦虑、睡眠差；中焦阻滞，枢机不通，则食欲减退、大便不畅。升明汤清火，平木，降逆，润燥；安神定志丸安神定志、益气镇惊；半夏泻心汤枢转中焦，三方加减合用。

患者己卯年出生，岁土不及，风乃大行。膏滋方以薯蓣丸为打底方，立足中焦，补养脾胃，调剂阴阳，培土所以生金，而又平木以息风。《金匮要略》言：“虚劳诸不足，风气百疾，薯蓣丸方主之。"清代陈修园《金匮要略浅注》中提及"此方虚劳，内外皆见不足"，《太平惠民和剂局方》记载此方"治诸虚百损，五劳七伤，肢体沉重，骨节酸疼，心中烦悸，唇口干燥，面体少色，情思不乐，咳嗽喘乏，伤血动气，夜多异梦，盗汗失精，腰背强痛，脐腹弦急，嗜卧少起，喜惊多忘，饮食减少，肌肉瘦瘁。又治风虚，头目眩运，心神不宁，及病后气不复常，渐成劳损。久服补诸不足，愈风气百疾"。清代尤怡注《金匮要略心典》认为，本方能补气血、益营卫、去风行气，"必得正气理而后风气可去耳"。寅申之岁，少阳司天，民病气郁热、血溢、目赤、咳逆、头疼、呕吐、胸臆不利、燥渴、聋瞑身重、心痛、疮疡、烦躁，宜升明汤。天王补心丹滋阴养血，宁心安神。此方咸从水化则胜火，辛从金化则平木，风火相煽，尤赖酸以收之，即经所谓渗之、泄之、渍之、发之也。二陈汤燥湿化痰，理气和胃。整方以枢转脾胃为根本，调和木土关系，左升右降，心肾相交，故而疗效确切。纵观前后冠状动脉造影的对比，提示膏滋方整体功能可以缓解血管痉挛，改善冠状动脉狭窄。

◎总结

对于冠心病患者，临床应用膏滋方思路：①重视补益少阴心肾之气，真阳不足者，温补命门之火；真阴不足者，滋养命门之水。②注重气的升发和气的下降，即在太极图中重视七损、八益之位，调整气机的升降。如在八益之位，应用桂枝汤、桂枝、黄芪、桔梗、升麻等药物；在七损之位，应用半夏泻心汤、二陈汤、炒枳壳等降气的方药。同时，《四圣心源》中说："盖阳升而化火则热，阴降而化水则寒。离火上热，泄而不藏，敛之以燥金，则火交于坎府，坎水下寒，藏而不泄，动之以风木，则水交于离宫。"膏滋方通过调节阴阳的升降，达到心肾相交的目的。③强调道路的通畅，"左右者，阴阳之道路也"，膏滋方应打通阴阳升降的通路，因此在总方中可加入调气活血、化瘀化痰之品。

根据临床观察，膏滋方在冠心病治疗中有以下作用：①可以改善冠心病患者的临床症状，提高生活质量；②可以减少冠心病患者的再住院率；③可以使冠心病患者的血管年轻化，缓解冠状动脉痉挛，减轻冠状动脉狭窄的程度；④适用于冠状动脉血管狭窄的任何时期。

二、心律失常

病案一

病案详情

王某，女，1970 年 7 月(庚戌岁运太金，太阳寒水司天，太阴湿土在泉)出生。

2018年12月15日初诊:戊戌年,太火,太阳寒水。患者患阵发性心悸20余年,偶感心慌,日常不服用药物,体力可,时有头痛,每年秋季咳嗽2个多月,皮肤干燥。纳可,眠差,二便调。舌质红,苔薄白,脉结。

动态心电图显示窦性心动过速,偶发房性期前收缩,多发室性期前收缩,有时呈二、三联律,室性融合波,间歇性ST-T改变(室性期前收缩25 144个,房性期前收缩3个)。

处方:膏滋方选用炙甘草汤+白术厚朴汤+紫菀汤。

陈阿胶(酒炖)150 g、白条参(另炖)80 g、炒神曲(包煎)150 g、大枣(擘)150 g、炙甘草250 g、川桂枝80 g、淡干姜90 g、大生地黄300 g、剖麦冬200 g、麻子仁100 g、炒白术120 g、川厚朴90 g、清半夏80 g、小青皮50 g、制远志100 g、制紫菀100 g、桑白皮100 g、香白芷90 g、淡竹叶80 g、紫丹参200 g、生黄芪200 g、老酒7 000 mL,水8 000 mL,共制为膏滋。

2019年5月23日二诊:动态心电图显示窦性心动过速,偶发房性期前收缩,有时未下传,多发多源室性期前收缩,有时呈三联律,室性融合波,间歇性T波改变(房性期前收缩12个,室性期前收缩2 351个)。

2019年10月20日三诊:患者去冬服膏滋后无明显心悸,至今未咳嗽,月经量少,头痛减。纳眠可,二便调。舌质暗,苔薄,脉数。

处方:膏滋方选用血府逐瘀汤+白术厚朴汤+敷和汤。

西洋参(另炖)70 g、陈阿胶(酒炖)45 g、龟板胶(酒炖)40 g、鹿角胶(酒炖)40 g、广陈皮84 g、清半夏84 g、炙甘草63 g、云茯苓84 g、北五味子63 g、炒枳壳84 g、生枣仁105 g、诃子肉42 g、生白术150 g、川厚朴63 g、广藿香42 g、剖麦冬150 g、桃仁泥84 g、大川芎105 g、太子参84 g、生黄芪105 g、杜红花63 g、玉桔梗84 g、川牛膝84 g、北柴胡63 g、杭白芍84 g、盐知母84 g、蜂蜜200 g,共制为膏滋。

2019年11月18日四诊:患者期前收缩较上年明显减少,秋季未再咳嗽。皮肤润,体力可,纳眠可,二便调,平素怕热。舌质尖红,苔薄,脉沉细。

处方:膏滋方选用左归丸+血府逐瘀汤+牛膝木瓜汤加味。

阿胶(酒炖)125 g、龟板胶(酒炖)78 g、鹿角胶(酒炖)72 g、大熟地黄(砂仁42 g拌炒)20 g、菟丝子(包煎)150 g、西洋参(另炖)80 g、怀山药200 g、山茱萸100 g、枸杞子150 g、怀牛膝100 g、川牛膝100 g、宣木瓜150 g、杭白芍120 g、盐杜仲100 g、明天麻120 g、剖麦冬150 g、香白芷100 g、清半夏84 g、淡竹叶60 g、桑白皮100 g、炙紫菀100 g、炙甘草100 g、生黄芪 250 g、酒当归 120 g、桃仁泥 84 g、红花 84 g、炒枳壳 84 g、赤芍 90 g、北柴胡 84 g、玉桔梗 84 g、大川芎 100 g、糖 500 g，共制为膏滋。

治疗后情况：2020 年 4 月动态心电图显示窦性心动过速，偶发房性期前收缩，间歇性 ST-T 改变。

按语

《伤寒论・辨太阳病脉证并治法下》曰："伤寒，脉结代，心动悸，炙甘草汤主之。"患者阴血不足，血脉无以充盈，加之阳气不振，无力鼓动血脉，脉气不相接续，故脉结、代，予炙甘草汤滋补命门、肾精。炙甘草汤滋而不腻，温而不燥，使气血充足、阴阳调和。生地黄、阿胶补少阴之位；以麻子仁、麦冬开通右降之路；中焦受气取汁变化而为赤，同时左升右降重在脾胃的斡旋，加丹参、大枣、甘草增强脾胃功能。桂枝助阴精化气，更有清酒之流通，先走卫气，充络脉，全机灵动，营行恢复，心血内充，结、代动悸证自除。戊戌年终之气，太阴湿土加临太阳寒水，临床一派脾湿之象。同时，来年(2019 年)己亥年岁运少土，遂加六己年之三因司天方白术厚朴汤。《宋陈无择三因司天方》中"缪问曰：岁土不及，寒水无畏，风乃大行……补太阴尤必兼泄厥阴也"。此方亦增加脾胃中焦斡旋之力。患者庚戌年出生，岁运太金，太阳寒水司天，每年秋季必咳嗽 2 个多月，长期咳嗽，必耗伤肺气，予加六乙年之紫菀汤以养金之法，并为御水之谋，盖补土可以生金，而实土即堪御水也。纵观全方，以补益少阴之位为主，左升右降开通阴阳升降打结之路，中焦斡旋加强阴阳的升降。全方使命门补，木气升，心血旺，金气降，阴阳升降有序。

患者阳明不降，木土金三者不协调，故先予秋季膏滋方从右路降阳明，阳明降为命门收藏做好准备。予左归丸掣阳气于少阴之位，血府逐瘀汤调整气血阴阳的旋转。方中四逆散枢转少阳，桃红四物汤枢转少阴，桔梗左升，川牛膝右降。结合患者先天五运六气因素，予六庚年之牛膝木瓜汤。《黄帝内经》曰："岁金太过，燥气流行，肝木受邪。民病两胁下少腹痛，目赤痛眦疡，耳无所闻。肃杀而甚，则体重烦冤，胸痛引背，两胁满且痛引少腹，上应太白星。"予以补肝之血，润肺之燥，顾全周密，此乃"病如不是当年气，看与何年运气同。只向某年求治法，方知都在至真中"。全方仍以顾护少阴之位为主，调整左右升降。

病案二

病案详情

陈某，女，1963 年(癸卯年)10 月出生。

2022年6月17日初诊：壬寅年三之气，少阳相火加临少阳相火。患者于20年前无明显诱因出现阵发性心慌，诊为室性期前收缩，曾服用普罗帕酮、胺碘酮等药物，效果不佳。患者自述有3次晕厥史，醒后如常，偶有眼前黑矇。现症见阵发性心慌，偶有气短，无胃胀、反酸，周身多处湿疹，皮肤干涩有裂纹。纳可，眠差，入睡困难，易醒，醒后难眠，小便可，大便偏干。舌绛紫，苔薄，脉涩。

入院前(2022年6月14日)动态心电图：监测动态心电图24小时00分钟，平均心率70次/分，最慢心率49次/分，发生于6月14日22:06；最快心率113次/分，发生于6月14日18:36。心脏搏动总数为102 553次，未见时间＞2.0秒的停搏。房性期前收缩有59个，小于心脏搏动总数的1%，发生最频繁的时间为2时，有12个，有3次房性心动过速，有12次成对房性期前收缩。室性期前收缩有35 454个，占心脏搏动总数的34.6%(1 477次/时)，发生最频繁的时间为13时，有2 032个，有79次室性期前收缩连发，有3 313次成对室性期前收缩，有1 228次室性二联律，有1 282次室性三联律。

诊断：①窦性心律；②偶发房性期前收缩，有时成对出现；③短阵房性心动过速；④多发多源室性期前收缩，有时成对出现，有时呈二联律、三联律；⑤短阵室性心动过速。

处方：予中药方和膏滋方治疗，膏滋方选用薯蓣丸＋炙甘草汤＋升明汤加减。

生黄芪24 g、茯神15 g、淡竹叶6 g、党参15 g、炙甘草9 g、茯苓15 g、麦冬18 g、陈皮12 g、生地黄15 g、桂枝6 g、火麻仁9 g、槲寄生30 g、野葛根15 g、桔梗12 g，水煎服，每日1剂。

阿胶(烊化)50 g、熟地黄(砂仁40 g拌炒)80 g、炒六神曲(包煎)150 g、西洋参(酒炖)120 g、炒山药300 g、大枣100 g、炙甘草100 g、淡干姜40 g、白蔹根50 g、玉桔梗80 g、云茯苓100 g、朱茯神100 g、北柴胡70 g、大川芎150 g、西防风70 g、炒苦杏仁60 g、炒白芍100 g、剖麦冬150 g、炒白术100 g、大豆黄卷100 g、酒当归100 g、川桂枝70 g、酸枣仁150 g、生地黄100 g、火麻仁80 g、川厚朴70 g、小青皮40 g、生黄芪100 g、云知母80 g、白及粉150 g、清半夏70 g、木糖醇100 g，共制为膏滋。

服膏滋方后，患者心慌明显缓解，无胸闷，纳可，无黑矇，入睡改善，湿疹明显缓解，皮肤较前滋润，二便调。

2022年10月24日二诊：监测动态心电图24小时00分钟，平均心率61次/分，最慢心率46次/分，共分析心脏搏动总数102 553次，未见时间＞2.0秒的停搏。房性期前收缩有77个，小于心脏搏动总数的1%，发生最频繁的时间为11时，有

6 个，有 1 次房性心动过速，有 2 次成对房性期前收缩。室性期前收缩有 917 个，占心脏搏动总数的 0.8%（每小时 219 次），发生最频繁的时间为 17 时，有 1 212 个，有 14 次室性期前收缩连发，有 426 次成对室性期前收缩，有 162 次室性二联律，有 160 次室性三联律。

诊断：①窦性心律；②偶发房性期前收缩，有时成对出现；③短阵房性心动过速；④多发多源室性期前收缩，有时成对出现，有时呈二联律、三联律；⑤短阵室性心动过速。

治疗后情况：患者 2023 年间断服用膏滋方，心悸明显减轻，体力改善，皮肤几无湿疹。以薯蓣丸为打底方，继用膏滋方调理。

2024 年 2 月 27 日动态心电图显示：①窦性心律；②偶发房性期前收缩，有时成对出现（77 个）；③频发室性期前收缩（917 个），有时成对出现，短阵室性心动过速（1 次由 3 个心动组成），有时呈室性期前收缩二、三联律；④ST 段部分时间记录在Ⅱ、Ⅲ、aVF、V_4～V_6导联下移伴 T 波低平、倒置。

按语

患者壬寅年三之气就诊。壬寅年，岁运太木，少阳相火司天，厥阴风木在泉。木运太过，脾土受制，运化失常。患者体质本就偏于寒湿，又遇壬寅年脾土受制，湿邪阻滞，气行不畅，故出现阳气不振、阴血不足之象。薯蓣丸为打底方以补益后天，调理脾胃，益气和营；炙甘草汤滋补命门肾精，补中焦气血，气血补，血脉通，结代除。《宋陈无择三因司天方》指出“寅申之岁，少阳司天，厥阴在泉。气化运行先天，民病气郁热，血溢，目赤，咳逆，头疼，呕吐，胸臆不利，燥渴，聋瞑身重，心痛，疮疡，烦躁，宜升明汤”，又有“缪问曰：是岁上为相火，下属风木，经谓风热参布，云物沸腾，正民病火淫风胜之会也”。因此，本方用酸枣仁、青皮、清半夏、炙甘草，取升明汤之意，正合壬寅年五运六气特点。

◎总结

根据临床观察，膏滋方在心律失常的治疗中有以下作用：①膏滋方可以减轻期前收缩患者的临床症状，提高患者的生活质量；②膏滋方可以减少期前收缩的总数；③膏滋方适用于期前收缩发生的任何时期。

三、高血压

病案详情

王某，男，1976 年 5 月（丙辰年，太水，司天太阳寒水）出生。

2017 年 12 月 20 日初诊：丁酉年，少木，阳明燥金。患者有高血压病史

4年多，平素不规律服用降压药，日常血压为(18.7～20.0)/12.0kPa[(140～150)/90 mmHg]左右，最高血压为24.0/13.3 kPa(180/100 mmHg)。患者肥胖(115 kg)，乏力，不喜动，纳眠可，大便不成形。舌质淡胖，苔薄，脉涩。

处方：膏滋方选用薯蓣丸＋苁蓉牛膝汤＋生黄芪。

陈阿胶(酒炖)90 g、龟板胶(酒炖)60 g、鹿角胶(酒炖)80 g、菟丝子(包煎)150 g、大枣(擘)150 g、别直参(另炖)60 g、大熟地黄(砂仁40 g拌炒)150 g、宣木瓜100 g、炒枳壳100 g、云茯苓150 g、炒白术150 g、生黄芪500 g、赤芍100 g、盐杜仲120 g、剖麦冬150 g、辽细辛50 g、西防风100 g、炒乌梅100 g、杭白芍150 g、西升麻80 g、玉桔梗120 g、紫丹参150 g、炙甘草100 g、怀山药200 g、淡干姜100 g、制远志100 g、酒苁蓉100 g、炒杏仁80 g、枸杞子150 g、炒神曲150 g、蜜紫菀100 g、山茱萸(酒制)100 g、小青皮60 g、制五味子80 g、炒当归120 g、盐知母100 g、天冬120 g、饴糖500 g，共制为膏滋。

患者服用膏滋方后血压平稳，停用降压药物，体力改善，运动有力。患者在服用一冬(至来年5月份)膏滋方后，体重下降25 kg，取得可喜的变化。

2018年11月22日二诊：戊戌年，太火，太阳寒水。

处方：膏滋方选用薯预丸＋白术厚朴汤＋参苓白术散。

陈阿胶(酒炖)125 g、龟板胶(酒炖)60 g、鹿角胶(酒炖)78 g、菟丝子(包煎)150 g、大枣(擘)100 g、西洋参(另炖)100 g、大熟地黄(砂仁40 g拌炒)150 g、炒神曲(包煎)150 g、肉桂(包煎)20 g、炒当归100 g、杭白芍150 g、大川芎100 g、炒白术120 g、云茯苓100 g、炙甘草200 g、北柴胡90 g、川桂枝70 g、玉桔梗90 g、西防风80 g、剖麦冬150 g、炒杏仁90 g、淡干姜60 g、大豆黄卷100 g、清半夏90 g、小青皮30 g、广藿香70 g、白扁豆100 g、广陈皮90 g、生薏苡仁100 g、生黄芪300 g、饴糖500 g，共制为膏滋。

2019年11月29日三诊：己亥年，少土，厥阴风木。

处方：膏滋方选用右归丸＋白术厚朴汤＋静顺汤。

陈阿胶(酒炖)105 g、龟板胶(酒炖)672 g、鹿角胶(酒炖)78 g、菟丝子(包煎)150 g、车前子(擘)150 g、白条参(另炖)80 g、大熟地黄(砂仁40 g拌炒)150 g、紫油桂(另煎)40 g、怀山药200 g、山茱萸100 g、枸杞子150 g、盐杜仲120 g、炒当归100 g、炒白术120 g、川厚朴70 g、清半夏84 g、小青皮40 g、生黄芪500 g、川桂枝70 g、淡干姜60 g、云茯苓100 g、宣木瓜150 g、怀牛膝100 g、西防风80 g、诃子肉60 g、炙甘草100 g、川桂枝80 g、大川芎 100 g、广陈皮 90 g、明天麻 150 g、太子参 100 g、饴糖 500 g，共制为膏滋。

按语

患者服用膏滋方后未再服用降压药，体力增加，血压控制在正常范围内，大便成形，体质得到明显改善。患者丙辰年出生，时年岁运太水，司天太阳寒水，可知患者素体寒湿内盛，阳气不升，故头晕、困顿。湿盛则泻，以薯蓣丸调理脾胃为本，而兼祛风散邪，为冬至一阳生奠定丰厚的物质基础。以大剂量黄芪推动阳气出八益之位，使阳气顺利升发，根据当年及来年的五运六气特点，藏精化气，推动机体的生发之气。后以右归丸助少阴之位右转出太阳。土居于中，当其半升为木，全升为火，半降为金，全降为水，白术厚朴汤加强中焦的斡旋之力。考虑来年的初之气太阳寒水加临厥阴风木，故选用辰戌年的三因司天方静顺汤。

◎总结

根据临床观察，膏滋方在高血压的治疗中有以下作用：①膏滋方可以减少血压的波动，使血压趋于平稳，提高患者的生活质量；②膏滋方可以减少降压药的应用或者停用降压药；③膏滋方适用于高血压发生的任何时期，无论有无靶器官的损伤，皆可应用。

第三节 郭良清应用五运六气膏滋方经验

一、消渴并下肢麻木疼痛

病案详情

许某，女，1970 年 9 月(庚戌年，司天太阳寒水，在泉太阴湿土；四之气，厥阴风木加临太阴湿土)出生。

2023 年 6 月 01 日初诊：癸卯年，司天阳明燥金，在泉少阴君火，发病节气为小满。患者 6 年前查体发现血糖升高，时测空腹血糖 8 mmol/L，诊断为 2 型糖尿病，口服阿卡波糖片、盐酸二甲双胍片控制血糖，后改降糖方案为达格列净片、盐酸二甲双胍片、利拉鲁肽注射液，空腹血糖控制在 8 mmol/L 左右，餐后血糖控制在 11～12 mmol/L。现症见双下肢麻木、刺痛，伴有凉感，夜间加重，且双手麻木、视物模糊、口干、口渴、口苦、乏力、反酸、胃灼热、汗多，偶有头晕、心前区不适。纳可,入睡困难,眠浅易醒;小便频,色黄有泡沫;大便干,4日1次。舌暗红,苔黄腻,脉弦涩。

辅助检查:双下肢动脉彩超检查显示双下肢轻度动脉硬化,双下肢深、浅静脉通畅。四肢肌电图检查显示所检上、下肢神经传导未见异常。心电图检查显示窦性心律,T波改变。

西医诊断:①糖尿病周围神经病变;②2型糖尿病;③高脂血症;④脂肪肝。

中医诊断:消渴并血痹(阴虚燥热,瘀血阻络证)。

审察病机

司天:患者发病时间在半年前(2022年底),壬寅年为风火之年。风火流行,人体的阳气容易向外向上发散,较易出现外热内寒、上热下寒的临床表现。《素问·气交变大论》云:"岁木太过,风气流行,脾土受邪。民病飧泄食减,体重烦冤,肠鸣腹支满,上应岁星。甚则忽忽善怒,眩冒巅疾。"同时,《素问·六元正纪大论》进一步指出:"凡此少阳司天之政,气化运行先天,天气正,地气扰,风乃暴举,木偃沙飞,炎火乃流,阴行阳化,雨乃时应,火木同德,上应荧惑、岁星……民病寒中,外发疮疡,内为泄满……往复之作,民病寒热疟泄,聋瞑呕吐,上怫肿色变。"患者就诊时间为2023年6月,乃癸卯年三之气,发病节气为小满。阳明燥金司天,少阴君火在泉;阳明燥金加临少阳相火。患者口干渴、口苦,脉弦涩,乃少阳枢机不利之象,《四圣心源》指出"暑者,少阳相火之所化也,在天为暑,在地为火,在人为三焦。手少阳以相火主令,足少阳胆以甲木而化气于相火,缘火生于木,相火既旺,母气传子,而木令已衰也。三焦之火,随太阳膀胱之经下行,以温水脏,出腘中,贯腨肠,而入外踝。君火升于足而降于手,相火升于手而降于足",少阳枢机不利,相火逆乱则出汗多,入睡困难,横逆犯胃则反酸、胃灼热。

司人:患者生于庚戌年四之气。太阳寒水司天,太阴湿土在泉。厥阴风木加临太阴湿土。"岁金太过,燥气流行,肝木受邪",大肠为燥金之腑,主津,故大便干。《素问·五脏生成篇》云:"故人卧血归于肝,肝受血而能视,足受血而能步,掌受血而能握,指受血而能摄。卧出而风吹之,血凝于肤者为痹,凝于脉者为泣,凝于足者为厥,此三者,血行而不得反其空,故为痹厥也。"所以患者会出现双下肢麻、凉、刺痛,夜间加重,视物模糊。因此,选用卯酉之岁审平汤。

司病:消渴是先天禀赋不足,又加情志失调、饮食不节等因素所导致的,以阴虚燥热为基本病机,《金匮要略·消渴小便利淋病脉证并治》:"趺阳脉数,胃中有热,即消谷引食,大便必坚,小便即数。"这明确提出了消渴病消谷、小便数之特征。宋金元时期,对消渴病的治疗发展为上、中、下三消分型论治,《太平圣惠方》

明确提出三消概念，刘完素的《三消论》奠定了三消分治基础。清代叶天士亦云："三消一症，虽有上、中、下之分，其实不越阴亏阳亢，津涸热淫而已。"其间也不乏异见者，明代张景岳受仲景肾气丸启发，强调不能一概以火证论治："三消者，古人悉认为火证，然有实火者，以邪热有余也；有虚火者，以真阴不足也。"因此，治则当以益气养阴，方选生脉散。

处方思路

参照天-人-病证，患者以口干、口苦的上热，大便干燥的内燥，下肢麻、凉、疼的下寒为主，《素问·至真要大论》曰："司天之气……火淫所胜，平以咸冷，佐以苦甘，以酸收之，以苦发之，以酸复之，热淫同……诸气在泉，风淫于内，治以辛凉，佐以苦甘，以甘缓之，以辛散之。"因此，治疗当以润燥清热，益气养阴，选用审平汤＋升明汤＋生脉散加减。

青皮 80 g、木蝴蝶 80 g、厚朴 120 g、白术 200 g、白芍 100 g、麸炒枳实 100 g、牡蛎（先煎）240 g、龙骨（先煎）240 g、黄芩 120 g、柴胡 200 g、葛根 200 g、浮小麦 300 g、酒五味子 90 g、麦冬 300 g、炙甘草 60 g、川芎 100 g、酸枣仁 400 g、茯苓 200 g、党参 200 g、百合 300 g、山茱萸（酒制）150 g、牡丹皮 100 g、生地黄 150 g、木糖醇 200 g，共制为膏滋。

按语

审平汤出自《三因极一病证方论》，用来"治卯酉之岁，阳明司天，少阴在泉，病者中热，面浮鼻鼽，小便赤黄，甚则淋，或疠气行，善暴仆，振栗谵妄，寒疟，痈肿，便血"。临床可以用此方来治疗燥热内盛的病证，如咳嗽、银屑病、荨麻疹、舌痛等。升明汤也出自本书，"治寅申之岁，少阳相火司天，厥阴风木在泉，病者气郁热，血溢目赤，咳逆头痛，胁满呕吐，胸臆不利，聋瞑渴，身重心痛，阳气不藏，疮疡烦躁"，可以用来治疗相火亢逆的头痛、耳聋、疮疡、出血等病证。

二、消渴并腰痛

病案详情

刘某，女，1980 年 12 月（庚申年，司天少阳相火，在泉厥阴风木，终之气为厥阴风木加临太阳寒水）出生。

2022 年 1 月 6 日初诊：辛未年，司天太阴湿土，在泉太阳寒水，终之气为太阳寒水加临太阳寒水。患者有糖尿病病史 5 年，目前降糖方案为诺和锐 30 早上 15 U、晚上 13 U，餐前皮下注射；达格列净每次 10 mg，1 次/日，口服。患者血糖控制可，现空腹血糖 7.1 mmol/L，餐后 2 小时血糖 6 mmol/L。现症见腰痛，腰以下凉，小腿易抽筋，偶视物模糊，胸中闷，遇冷咽痛、腹胀，平素易起湿疹，口角起泡，下颌部痤疮。纳可，眠欠佳且多梦，小便黄，大便2～3日1次，质偏干，平素月经规律。舌尖红，苔薄，根部剥脱，脉右寸部动，左关尺部沉滑。

西医诊断：2型糖尿病。

中医诊断：消渴（寒湿内盛证）。

审察病机

司天：患者就诊于2022年1月6日（辛丑年终之气），《素问·六元正纪大论》云："辛丑岁，上太阴土，中少羽水运，下太阳水。"《运气易览》也指出："涸流之纪，岁水不及，湿乃盛行，民病肿满身重，濡泄，寒疡，腰腘、腨、股、膝、痛不便，烦冤，足痿清厥，脚下痛，甚则胕肿，肾气不衡。为木所复，则反面色时变，筋骨并辟，肉瞤瘛，目视䀮䀮，肌肉胗发，气并膈中，痛于心腹。"《素问·六元正纪大论》云："终之气，寒大举，湿大化，霜乃积，阴乃凝，水坚冰，阳光不治。感于寒，则病人关节禁固，腰脽痛，寒湿持于气交而为疾也。"这指出该年五运六气特征为湿土大行，长气反用。藏气不政，肾气不衡，患者腰凉、腰痛乃寒胜之表现。同时，《素问·至真要大论》指出"太阴之胜，火气内郁，疮疡于中，流散于外，病在胠胁，甚则心痛热格，头痛喉痹项强，独胜则湿气内郁，寒迫下焦，痛留顶，互引眉间，胃满"，患者寒胜火郁则咽痛、痤疮、小便黄。

司人：患者出生于1980年12月，庚申年，金运太过，少阳相火司天，厥阴风木在泉，终之气为厥阴风木加临太阳寒水。腰痛，腰以下凉，小腿抽筋，遇冷咽痛、腹胀，平素易起湿疹，乃寒湿之征象；痤疮、小便黄是寒胜火郁的表现。患者的临床表现与该年五运六气特征相符，故用辛年五味子汤。

司病：传统观点认为消渴主要病机为阴虚燥热，然而阳虚致消理论亦有医家阐述，《素问·气厥论》最早提出此观点，曰："心移寒于肺，肺消，肺消者饮一溲二，死不治。"《金匮要略》更是立专篇论治消渴，"男子消渴，小便反多，以饮一斗，小便一斗，肾气丸主之"，这开后世从阳虚论治消渴之先河，沿用近两千年而不衰，而肾气丸治证皆由肾阳不足所致。唐宋时期多由此发展，至明代赵献可在《医贯》中亦指出"治消之法，无分上中下，先治肾为急"，力主三消肾虚学说。明代张景岳也指出"三消证……多有病本于肾，而无不由乎命门者"，并认为阳虚是导致消渴的关键所在。

五味子12 g、附子9 g、巴戟天20 g、鹿角胶10 g、鹿角霜10 g、山茱萸15 g、熟地黄24 g、盐杜仲15 g、牛膝24 g、木瓜24 g、猪苓12 g、泽泻18 g、滑石15 g、干姜6 g，7剂，水煎服，每日1剂，分早、晚2次温服。

2022 年 1 月 13 日二诊：患者诉服上方诸证减轻，腿抽筋 1 次，偶有胸中闷，腰紧减轻，腹胀减轻，仍有腰以下凉。纳可，多梦，大便 2～3 日 1 次，质黏，小便黄。舌红，苔黄腻，脉浮缓。

处方思路

参照天-人-病证，患者有腰腿凉痛、小腿抽筋、遇冷腹胀、平素易起湿疹等寒湿内盛症状，也面部痤疮、小便黄等火郁的表现，《素问·至真要大论》提交“湿淫所胜，平以苦热，佐以酸辛，以苦燥之，以淡泄之。湿上甚而热，治以苦温，佐以甘辛，以汗为故而止”，又曰：“太阴之胜，治以咸热，佐以辛甘，以苦泻之”。因此，方选辛年五味子汤与右归丸加减。

鹿角胶（烊化）90 g、阿胶（烊化）70 g、龟甲胶（烊化）70 g、五味子 100 g、附子（先煎）90 g、巴戟天 150 g、山茱萸 100 g、熟地黄 200 g、砂仁（后下）40 g、盐杜仲 150 g、牛膝 240 g、木瓜 240 g、猪苓 120 g、泽泻 180 g、滑石 150 g、干姜 60 g、炒薏苡仁 150 g、菟丝子（包煎）150 g、肉桂 80 g、茯苓 200 g 炒白术 200 g、山药 200 g、厚朴 120 g，共制为膏滋。

按语

五味子汤出自《三因极一病证方论》，主“治肾虚坐卧湿地，腰膝重著疼痛，腹胀满，濡泄无度，步行艰难，足痿清厥，甚则浮肿，面色不常。或筋骨并辟，目视𥆨𥆨，膈中咽痛”，可用于脾肾亏虚之腰膝冷痛、腹胀、泄泻、水肿等证。

三、消渴并稳定型心绞痛

病案详情

闫某，女，1978 年 3 月（戊午年，司天少阴君火，在泉阳明燥金；初之气，太阳寒水加临厥阴风木）出生。

2024 年 1 月 29 日初诊：甲辰年，司天太阳寒水，在泉太阴湿土，发病节气为大寒。患者 2 年前查体时发现血糖升高，时测空腹血糖 7.9 mmol/L，被诊为 2 型糖尿病，口服沙格列汀每次 5 mg，1 次/日，阿卡波糖每次 50 mg，3 次/日，空腹血糖控制在 7～8 mmol/L，餐后血糖控制在 13 mmol/L。现症见劳累后心前区疼痛、憋闷、心慌，伴有口渴、怕冷、乏力、口苦、口酸、足冷。纳可，眠差，入睡困难，凌晨 1 点、4 点易醒，情绪急躁，二便调。舌红，苔黄腻，脉沉细。四肢肌电图未见异常。

西医诊断：2 型糖尿病并冠心病。

中医诊断：消渴并胸痹（上热下寒证）。

审察病机

司天:患者就诊时为甲辰年初之气,《素问·六元正纪大论》关于甲辰年的描述有“上太阳水,中太宫土运,下太阴土”“太阳,太宫,太阴,甲辰岁会(同天符),甲戌岁会(同天符),其运阴雨,其化柔润重泽,其变震惊飘骤,其病湿下重”,《素问·六元正纪大论》又提及“凡此太阳司天之政,气化运行先天,天气肃,地气静”,这指出全年的五运六气格局寒湿偏盛。且“初之气,地气迁,气乃大温,草乃早荣,民乃厉,温病乃作,身热头痛呕吐,肌腠疮疡”,这指出初之气,少阳相火加临厥阴风木,风火相煽,土气被郁,寒热格拒,阴阳上下不相交合,容易出现上热下寒之象。

司人:患者出生于戊午年初之气。戊午年“岁火太过,炎暑流行”,少阴君火司天,阳明燥金在泉,初之气太阳寒水加临厥阴风木。总体来看,患者上盛下虚,热邪偏盛,热盛伤阴,甚则耗伤真阴,故使用六味地黄丸。

司病:《足臂十一脉灸经》记载足厥阴经病候为“脞瘦,多弱,嗜饮。足跗肿,疾痹”,此处多弱,即多溺之意,这是最早记录消瘦、多饮、小便多的一类病证,这与消渴病的临床表现非常相似。清代黄坤载深谙经旨,在《四圣心源·消渴》中说:“消渴者,足厥阴之病也。厥阴风木与少阳相火,相为表里……风木之性,专欲疏泄……疏泄不遂……则相火失其蛰藏。”肝肾乙癸同源,肝郁不疏而化热,火热灼伤阴液,肝肾阴虚使肾之固摄失常,致津液直趋膀胱,则尿频,阴津损伤则口干。《医宗金鉴》亦曰:“消渴者,足厥阴之病。”患者下元虚寒,怕冷,足凉,却伴有口苦,情绪急躁,此为虚火上越,寒热错杂,上热下寒,气机逆乱。《灵枢·邪客》记载“心者,五藏六府之大主也……邪弗能容也。容之则心伤,心伤则神去,神去则死矣。故诸邪之在于心者,皆在于心之包络”。《伤寒杂病论·伤寒论》中云:“厥阴之为病,消渴,气上撞心,心中疼热,饥而不欲食,食则吐蚘,下之利不止。”《类证治裁》中指出:“心为君主,义不受邪,故心痛多属心包络病。”上述典籍都提出消渴、胸痛可以从厥阴病论治,患者出现消渴、心慌、胸痛等症,同时凌晨1点、4点易醒,“厥阴病,欲解时,从丑至卯上”,此为辨证之眼目,故以乌梅丸清上温下,六味地黄丸滋补下元。

处方思路

参考天-人-病证,患者以口苦、情绪急躁、苔黄腻的上热,怕冷、乏力、足冷的下寒,以及疲劳、口渴、脉沉细的真阴亏虚为主。患者上热下寒的同时,病发“厥阴病欲解时”,虽岁在甲辰,象可以参考厥阴之治,也就是《素问·至真要大论》所指“厥阴之胜，治以甘清，佐以苦辛，以酸泻之”。因此，治疗当以清上温下、滋补真阴为主，方选择乌梅丸合六味地黄丸加减。

阿胶(烊化)70 g、龟甲胶(烊化)70 g、乌梅 300 g、党参 150 g、附片(先煎)90 g、黄连片 90 g、黄柏 60 g、炙甘草 60 g、当归 100 g、肉桂 60 g、细辛 60 g、花椒 60 g、干姜 80 g、酸枣仁 300 g、生地黄 150 g、山茱萸(酒制)100 g、山药 300 g、泽泻 200 g、牡丹皮 120 g、黄芪 150 g、白芍 120 g、大枣 200 g、蜂蜜 200 g、饴糖 150 g，共制为膏滋。

2024 年 3 月 2 日二诊：患者服用膏滋方后，乏力明显改善，诸症缓解，但近日因家庭琐事心情忧郁，睡眠欠佳，入睡困难，大便稀。舌红苔薄，脉弦细。

审察病机

司病：患者服用上方后乏力明显减轻，诸症缓解，治疗思路不变。

司人：患者近日因家庭琐事心情忧郁，睡眠欠佳，入睡困难，大便稀，肝气郁结，故加香附疏肝解郁；肝木横逆，克犯脾土，患者出现大便稀的情况，加豆蔻、饴糖以补土气，增强脾之健运。

处方：膏滋方选用乌梅丸合六味地黄丸加减。

阿胶(烊化)70 g、龟甲胶(烊化)70 g、乌梅 300 g、党参 150 g、附片(先煎)90 g、黄连片 90 g、黄柏 60 g、炙甘草 60 g、当归 100 g、肉桂 60 g、细辛 60 g、花椒 60 g、干姜 80 g、酸枣仁 300 g、生地黄 150 g、山茱萸(酒制)100 g、山药 300 g、泽泻 200 g、牡丹皮 120 g、黄芪 150 g、白芍 120 g、香附 150 g、豆蔻 100 g、大枣 200 g、蜂蜜 200 g、饴糖 300 g，共制为膏滋。

按语

乌梅丸出自《伤寒论·辨厥阴病脉证并治法》，“伤寒，脉微而厥，至七八日，肤冷，其人躁，无暂安时者，此为藏厥，非为蚘厥也。蚘厥者，其人当吐蚘。令病者静，而复时烦，此为藏寒。蚘上入膈故烦，须臾复止，得食而呕。又烦者，蚘闻食臭出，其人当自吐蚘。蚘厥者，乌梅圆主之，又主久利方”，此处乌梅圆即指乌梅丸。乌梅丸在现代临床上已不拘泥于治蛔虫，多用于治疗代谢综合征、2 型糖尿病、头痛、眩晕、夜间咳嗽，以及消化系统疾病如溃疡性结肠炎、胃食管返流上热下寒者。

四、消渴伴便溏

病案详情

魏某，女，1946 年 12 月(丙戌年，司天太阳寒水，在泉太阴湿土，终之气为太阴湿土加临太阳寒水)出生。

2019年7月22日住院:己亥年,司天厥阴风木,在泉少阳相火,三之气为厥阴风木加临少阳相火。患者于18年前被诊断为2型糖尿病,继服消渴丸,加用二甲双胍,血糖控制一般;5年前大便溏稀、腹部冷痛,缠绵难愈,每日2～4次。入院症见口干,偶头痛、腹部冷痛,大便溏,每日1～2次,小便可,纳眠可。舌暗,苔白腻,脉沉。患者有冠心病病史1年,脑梗死病史1年。

西医诊断:2型糖尿病。

中医诊断:消渴(上热下寒证)。

审察病机

司天:患者便溏的发病时间为2014年(甲午年),甲午之岁,少阴君火司天,阳明燥金在泉,中见太宫土运,岁土太过,气化运行先天。《素问·六元正纪大论》曰:"水火寒热持于气交而为病始也,热病生于上,清病生于下,寒热凌犯而争于中,民病咳喘,血溢血泄,鼽嚏,目赤眦疡,寒厥入胃心痛,腰痛腹大,嗌干肿上。"又曰:"其化上咸寒,中苦热,下酸温,所谓药食宜也。"患者便溏加重时间为己亥年(2019年)三之气,厥阴风木加临少阳相火,风火相煽,更易导致下焦虚衰。

司人:患者出生于丙戌年终之气,流行之纪,寒气流行,《素问·气交变大论》提及"上临太阳,雨冰雪霜不时降,湿气变物,病反腹满肠鸣,溏泄食不化,渴而妄冒",加之终之气,太阴湿土加临太阳寒水,"湿令行"。患者素体下焦虚寒,脾肾阳虚,因此腹部冷痛;脾失健运,难以运化水湿,因此便溏;脾阳虚不能运化水湿,因此苔白腻,脉沉弱。

司病:《伤寒论·辨厥阴病脉证并治法》言:"厥阴之为病,消渴,气上撞心,心中疼热,饥而不欲食,食则吐蚘,下之利不止。"乌梅丸证要重视对"又主久利"的理解。久病就是慢性病、反复发作性的疾病,多为寒热错杂、虚实夹杂之复杂病机。该条所述之证,既反映了厥阴气化为病的特点,也反映了厥阴脏腑为病的特点。厥阴"两阴交尽"气化为病的特点是消渴为代表性的症状;肝火犯胃脏腑为病特点的是"气上撞心,心中疼热";厥阴寒化明显的特点是"利不止"。厥阴病脉浮缓弱,浮缓相搏谓之沉,即左关部沉弱或沉微。本患者脉证俱符,当用乌梅丸治疗。

处方思路

参考天-人-病证,患者以长期便溏、腹部冷痛的中焦寒湿症状为主,同时有口干、消渴之症,且发病在厥阴风木加临少阳相火之时,故以"厥阴之胜,治以甘清,佐以苦辛,以酸泻之"为治疗原则,方药选用乌梅丸加茯苓、山药,3剂大便成形、腹痛减，6 剂症消，随后膏滋方善后。

乌梅 300 g、党参 200 g、制附子（先煎）100 g、干姜 80 g、炒山药 300 g、花椒 30 g、细辛 60 g、肉桂 80 g、黄连 90 g、黄柏 60 g、茯苓 300 g、炒白术 200 g、补骨脂 100 g、豆蔻 100 g、炒白芍 120 g、炙甘草 60 g、防风 80 g、炒神曲 150 g、炒麦芽 150 g、蜂蜜 300 g，共制为膏滋。

按语

《伤寒论·辨厥阴病脉证并治法》论述乌梅丸“又主久利”。本方重用乌梅以酸治蛔；花椒、桂枝、干姜、附子、细辛以辛制蛔，温下寒；黄连、黄柏以苦制蛔，清上热；当归、人参、白蜜、米粉调补气血。如此则上热清、下寒去、气血宁、蛔虫安，厥逆得解。这提示乌梅丸在慢性腹泻治疗中的作用。

五、消渴伴背冷

病案详情

于某，男，1965 年 2 月（乙巳年，司天厥阴风木，在泉少阳相火）出生。

2024 年 2 月 16 日初诊：甲辰年初之气，司天太阳寒水，在泉太阴湿土，发病节气为立春。患者 15 年前查体时发现血糖升高，空腹血糖 9.5 mmol/L，诊断为 2 型糖尿病。降糖方案为口服阿卡波糖每次 50 mg，3 次/日；瑞格列奈每次 0.5 mg，3 次/日；磷酸西格列汀片每次 100 mg，1 次/日。患者 1 个月前出现后背怕冷，现症见后背发凉怕冷，双下肢乏力、麻木，头部闷胀不适，时有心前区疼隐痛，无明显口干、舌燥，无视物模糊、腹胀、腹痛。纳眠可，小便有泡沫，二便调。舌红，苔薄黄，脉弦。

辅助检查：双下肢动静脉彩超检查显示双下肢动脉粥样硬化并局部斑块形成；双下肢深、浅静脉通畅，左股、腘静脉瓣膜功能不全。颈动脉彩超检查显示双颈总动脉内-中膜增厚并多发粥样斑块形成，右锁骨下动脉起始段粥样斑块形成并轻度狭窄，左侧颈内动脉狭窄（球部：轻度）。电子胃镜显示慢性萎缩性胃炎（闭合型Ⅰ级）伴糜烂。

西医诊断：①2 型糖尿病；②糖尿病周围血管病变；③糖尿病周围神经病变；④高血压病 1 级（极高危）；⑤慢性萎缩性胃炎（闭合型Ⅰ级）伴糜烂；⑥短阵房性心动过速。

中医诊断：消渴（脾肾亏虚证）。

审察病机

司天：患者就诊时为甲辰年初之气，凡属岁土太过之年，自然气候多以“雨湿流行"为特点，而在人体则以脾病、肾病多发，故《素问·至真要大论》言："湿气大来，土之胜也，寒水受邪，肾病生焉。"元阳不足，温煦之力失调，故以右归丸温补元阳，以恢复温煦功能。《素问·六元正纪大论》又曰："凡此太阳司天之政，气化运行先天，天气肃，地气静，寒临太虚，阳气不令，水土合德，上应辰星、镇星……寒政大举，泽无阳焰，则火发待时……民病寒湿，发肌肉萎，足痿不收，濡泻血溢。"

司人：患者虽出生于乙巳年初之气，观病象，应该受 1984 年(甲辰年)终之气影响较大，五运六气格局可以参考今年。

司病：患者后背发凉、怕冷，双下肢乏力、麻木，此为下焦虚寒。一般而言，背部发冷，两肩胛骨间自觉凉冷，面积通常如巴掌般大，为阳气虚则温煦不足，寒从内生。《伤寒杂病论》谓："少阴病，得之一二日，口中和，其背恶寒者，当灸之，附子汤主之。"这指出阳气被遏而失于布散致背寒。赵濂《医门补要》指出"背为阳部，又督脉循行之道，人身气为阳，而血为阴。若阳衰而阴偏盛，脉络因之不畅，每入饮食，所化精微，不归正化，而变为痰，留滞经络，走注于背"。寒湿趋下则双下肢乏力、麻木，舌红、苔薄黄却为上焦虚火不降之象，水火不济，故用右归丸温补下焦、温下散寒、引火归元、水火相济。

处方思路

参照天-人-病证，患者后背发凉怕冷，双下肢乏力、麻木，此以少阴肾阳不足为主，《素问·至真要大论》曰："诸病水液，澄澈清冷，皆属于寒。"治疗当参"太阴之胜，治以咸热，佐以辛甘，以苦泻之……太阳之胜，治以苦热，佐以辛酸，以咸泻之"。因此，治疗当以甲辰年五运六气方静顺汤合附子山萸汤、右归丸加减。

龟甲胶(烊化)90 g、鹿角胶(烊化)100 g、白术 150 g、附片(先煎)60 g、菟丝子(包煎)150 g、煅牡蛎(先煎)300 g、黄芪 200 g、山茱萸(酒制)100 g、山药 300 g、党参 150 g、木瓜 280 g、牛膝 150 g、枸杞子 150 g、白芍 120 g、桂枝 120 g、细辛 60 g、当归 100 g、干姜 80 g、炙甘草 60 g、麸炒白术 150 g、诃子肉 100 g、防风 90 g、茯苓 200 g、大枣 150 g，共制为膏滋。

按语

静顺汤出自《三因极一病证方论》，"治辰戌岁，太阳司天，太阴在泉，病身热头痛，呕吐，气郁中满，瞀闷少气，足痿，注下赤白，肌腠疮疡，发为痈疽"。因此，本方适用于头痛、疮疡、腹胀、痿痹等寒胜火郁之证。而附子山萸汤也出自本书，"治肾经受湿，腹痛寒厥，足痿不收，腰脽痛，行步艰难，甚则中满，食不下，或肠鸣溏泄"，这说明本方适用于：腰痛、腹胀、腹泻之寒湿偏盛者。

参考文献

[1] 施怡，赵铁葆，苏惠萍，等.实用中医技术与疗法丛书 外用膏方疗法[M].北京：中国医药科技出版社，2024.

[2] 苏惠萍，倪磊.实用中医技术与疗法丛书 内服膏方疗法[M].北京：中国医药科技出版社，2024.

[3] 顾植山，吴波，姜东海.顾植山五运六气医学书系 顾植山运气医论选[M].北京：中国医药科技出版社，2023.

[4] 张燕林，张泽巍.简明五运六气[M].北京：中国医药科技出版社，2021.

[5] 苏颖.五运六气挈要[M].北京：中国中医药出版社，2022.

[6] 柳少逸.五运六气简编[M].北京：中国中医药出版社，2019.

[7] 朱爱松，孙竞然.历代名医膏方验案[M].北京：中国中医药出版社，2020.

[8] 张登本.张登本解读五运六气[M].北京：中国医药科技出版社，2019.

[9] 袁兴石.医案医话膏方 袁兴石 50 年临床经验[M].北京：中国中医药出版社，2021.

[10] 王希军.五运六气临床病案传真[M].北京：中国中医药出版社，2019.

[11] 阎钧天，药红霞.五运六气推算与应用[M].北京：中国科学技术出版社，2019.

[12] 张艳，何佳.慢病调治膏方[M].北京：中国中医药出版社，2020.

[13] 林刚.洪善贻膏方经验集[M].北京：中国中医药出版社，2020.

[14] 杜同仿.膏方治百病[M].北京：中国中医药出版社，2019.

[15] 陈永亮，李强，杨荔勇，等.岐黄薪传录[M].北京：中国科学技术出版社，2023.

[16] 陆曙，陶国水.中医流派传承丛书 龙砂医派[M].长沙：湖南科学技术出版社，2023.

[17] 秦伯未.秦伯未膏方案[M].北京：中国医药科技出版社，2021.

[18] 巴元明，陈树和，巴元明.中药膏方制备及经典膏方[M].武汉：湖北科学技术出版社，2021.

[19] 李宗庭，陈四清.孟河医派名家张继泽临证经验集锦[M].南京：江苏凤凰科学技术出版社，2022.

[20] 陈瑞芳，谢裕华.中医膏方调理案例精选[M].广州：中山大学出版社，2022.

[21] 张炜，史苗颜.膏方临床应用大全[M].上海：上海科学技术出版社，2022.

[22] 程伟，巴元明.中医心脏病证调养膏方[M].武汉：湖北科学技术出版社，2021.

[23] 海霞.五运六气临床应用[M].北京：北京科学技术出版社，2020.

[24] 何明丰，田华琴，林旋.中医优势病种精准诊疗学[M].广州：广东科技出版社，2023.

[25] 左新河，巴元明.中医内分泌病证调养膏方[M].武汉：湖北科学技术出版社，2021.

[26] 彭健，陶国水，陈冰俊，等.基于《杂病源流犀烛》分析龙砂医家沈金鳌运用五运六气学术经验[J].北京中医药，2022，41(3)：293-295.

[27] 罗春艳，蒋著椿，刘振威.龙砂膏滋方对无症状 HIV 感染者疗效及生活质量影响研究[J].中华中医药学刊，2022，40(9)：208-212.

[28] 王东军，张颖，祖立斌，等.薯蓣丸方证探析与临床应用[J].浙江中医杂志，2022，57(9)：689-690.

[29] 王珏，马传琦，闫曙光.基于“心肠合治法”论乌梅丸[J].辽宁中医药大学学报，2024，26(3)：61-65.

[30] 张雪，王世钦.运气学说指导下的乌梅丸临床应用体会[J].中国中医药现代远程教育，2024，22(7)：55-57.